国家出版基金项目
NATIONAL PUBLICATION FOUNDATION

徐俊先

川派中医药名家系列丛书

李玉龙　主编

U0308383

中国中医药出版社
·北　京·

图书在版编目（CIP）数据

川派中医药名家系列丛书. 徐俊先 / 李玉龙主编 . —北京：中国中医药出版社，
2018.12（2021.5 重印）

ISBN 978 – 7 – 5132 – 4984 – 3

Ⅰ . ①川… Ⅱ . ①李… Ⅲ . ①徐俊先—生平事迹 ②中医临床—经验—
中国—现代 Ⅳ . ① K826.2 ② R249.7

中国版本图书馆 CIP 数据核字（2018）第 102047 号

中国中医药出版社出版

北京经济技术开发区科创十三街 31 号院二区 8 号楼
邮政编码 100176
传真 010-64405721
廊坊市祥丰印刷有限公司印刷
各地新华书店经销

开本 710×1000 1/16 印张 12 彩插 0.5 字数 203 千字
2018 年 12 月第 1 版 2021 年 5 月第 2 次印刷
书号 ISBN 978 – 7 – 5132 – 4984 – 3

定价 55.00 元
网址 www.cptcm.com

社 长 热 线 010-64405720
购 书 热 线 010-89535836
维 权 打 假 010-64405753

微信服务号 zgzyycbs
微商城网址 https://kdt.im/LIdUGr
官方微博 http://e.weibo.com/cptcm
天猫旗舰店网址 https://zgzyycbs.tmall.com

如有印装质量问题请与本社出版部联系（010-64405510）

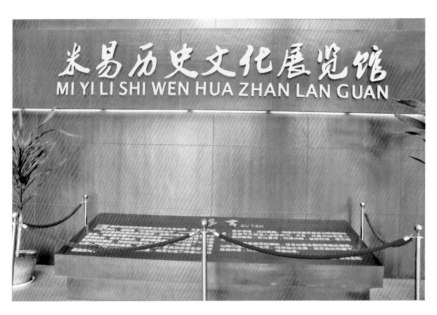

米易历史文化展览馆

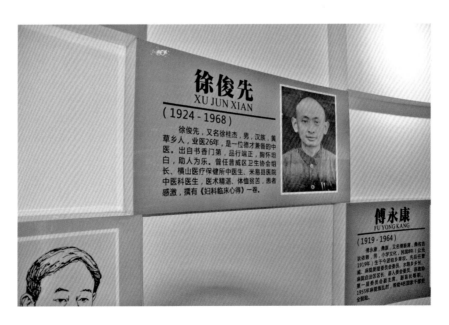

米易历史文化展览馆中的徐俊先简介

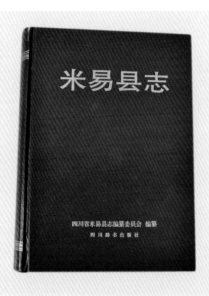

《米易县志》（1999年四川辞书出版社出版）

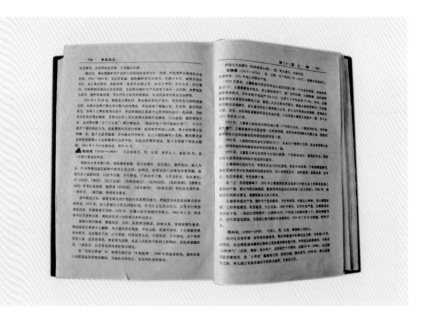

《米易县志》第三十三篇"人物"收录的徐俊先生平

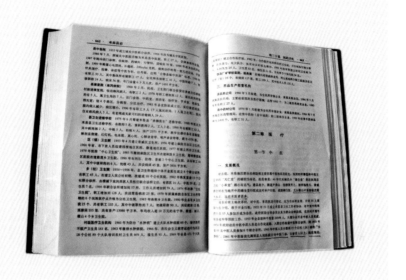

《米易县志》第三十篇"医药卫生"收录徐俊先的中医诊疗技术

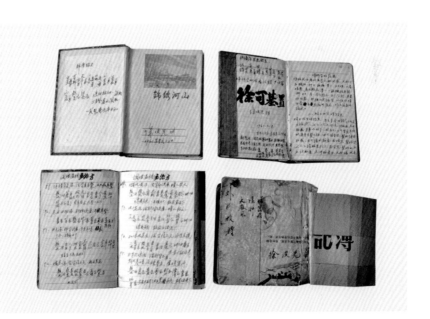

徐俊先学术经验手稿四册

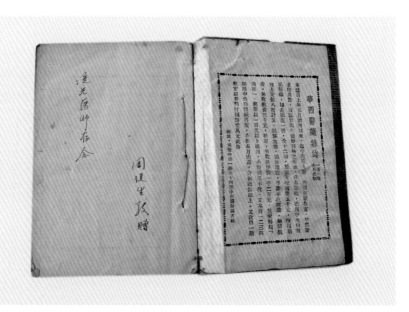

原重庆中医药研究所周复生教授所著《药业指南》赠与徐俊先并题字

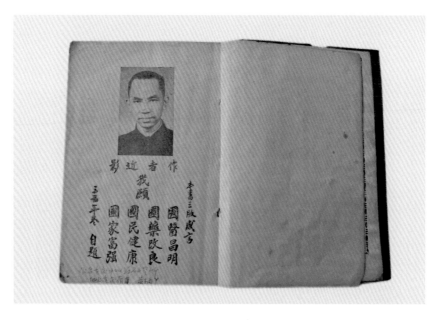

《药业指南》作者周复生题字

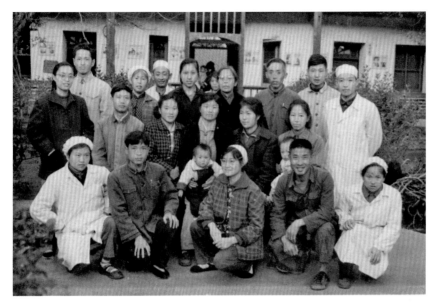

徐俊先（三排右三）和米易县人民医院中医科医务人员合影（1962年）

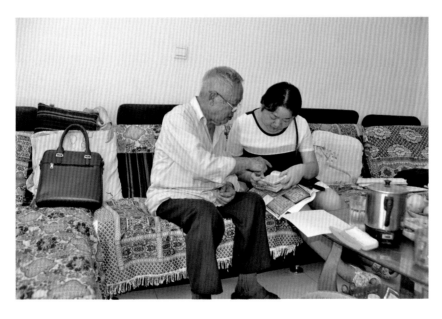

徐俊先传承人徐可基指导学生（2016年）

总序————加强文化建设，唱响川派中医

四川，雄居我国西南，古称巴蜀，成都平原自古就有天府之国的美誉，天府之土，沃野千里，物华天宝，人杰地灵。

四川号称"中医之乡、中药之库"，巴蜀自古出名医、产中药，据历史文献记载，自汉代至明清，见诸文献记载的四川医家有 1000 余人，川派中医药影响医坛 2000 多年，历久弥新；川产道地药材享誉国内外，业内素有"无川（药）不成方"的赞誉。

医派纷呈　源远流长

经过特殊的自然、社会、文化的长期浸润和积淀，四川历朝历代名医辈出，学术繁荣，医派纷呈，源远流长。

汉代以涪翁、程高、郭玉为代表的四川医家，奠定了古蜀针灸学派。郭玉为涪翁弟子，曾任汉代太医丞。涪翁为四川绵阳人，曾撰著《针经》，开巴蜀针灸先河，影响深远。1993 年，在四川绵阳双包山汉墓出土了最早的汉代针灸经脉漆人；2013 年，在成都老官山再次出土了汉代针灸漆人和 920 支医简，带有"心""肺"等线刻小字的人体经穴髹漆人像是我国考古史上首次发现，应是迄今

我国发现的最早、最完整的经穴人体医学模型，其精美程度令人咋舌！又一次证明了针灸学派在巴蜀的渊源和影响。

四川山清水秀，名山大川遍布。道教的发祥地青城山、鹤鸣山就坐落在成都市。青城山、鹤鸣山是中国的道教名山，是中国道教的发源地之一，自东汉以来历经 2000 多年，不仅传授道家的思想，道医的学术思想也因此启蒙产生。道家注重炼丹和养生，历代蜀医多受其影响，一些道家也兼行医术，如晋代蜀医李常在、李八百，宋代皇甫坦，以及明代著名医家韩懋（号飞霞道人）等，可见丹道医学在四川影响深远。

川人好美食，以麻、辣、鲜、香为特色的川菜享誉国内外。川人性喜自在休闲，养生学派也因此产生。长寿之神——彭祖，号称活了 800 岁，相传他经历了尧舜夏商诸朝，据《华阳国志》载，"彭祖本生蜀"，"彭祖家其彭蒙"，由此推断，彭祖不但家在彭山，而且他晚年也落叶归根于此，死后葬于彭祖山。彭祖山坐落在成都彭山县，彭祖的长寿经验在于注意养生锻炼，他是我国气功的最早创始人，他的健身法被后人写成《彭祖引导法》；他善烹饪之术，创制的"雉羹之道"被誉为"天下第一羹"，屈原在《楚辞·天问》中写道："彭铿斟雉，帝何飨？受寿永多，夫何久长？"反映了彭祖在推动我国饮食养生方面所做出的贡献。五代、北宋初年，著名的道教学者陈希夷，是四川安岳人，著有《指玄篇》《胎息诀》《观空篇》《阴真君还丹歌注》等。他注重养生，强调内丹修炼法，将黄老的清静无为思想、道教修炼方术和儒家修养、佛教禅观会归一流，被后世尊称为"睡仙""陈抟老祖"。现安岳县有保存完整的明代陈抟墓，有陈抟的《自赞铭》，这是全国独有的实物。

四川医家自古就重视中医脉学，成都老官山出土的汉代医简中就有《五色脉诊》（原有书名）一书，其余几部医简经初步整理暂定名为《敝昔医论》《脉死候》《六十病方》《病源》《经脉书》《诸病症候》《脉数》等。学者经初步考证推断极有可能为扁鹊学派已经亡佚的经典书籍。扁鹊是脉学的倡导者，而此次出土的医书中脉学内容占有重要地位，一起出土的还有用于经脉教学的人体模型。唐代杜光庭著有脉学专著《玉函经》3 卷，后来王鸿骥的《脉诀采真》、廖平的《脉学辑要评》、许宗正的《脉学启蒙》、张骥的《三世脉法》等，均为脉诊的发展做出了贡献。

昝殷，唐代四川成都人。昝氏精通医理，通晓药物学，擅长妇产科。唐大中年间，他将前人有关经、带、胎、产及产后诸症的经验效方及自己临证验方共 378 首，编成《经效产宝》3 卷，是我国最早的妇产科专著。加之北宋时期的著名妇产科专家杨子建（四川青神县人）编著的《十产论》等一批妇产科专论，奠定了巴蜀妇产学派的基石。

宋代，以四川成都人唐慎微为代表撰著的《经史证类备急本草》，集宋代本草之大成，促进了本草学派的发展。宋代是巴蜀本草学派的繁荣发展时期，陈承的《重广补注神农本草并图经》，孟昶、韩保昇的《蜀本草》等，丰富、发展了本草学说，明代李时珍的《本草纲目》正是在此基础上产生的。

宋代也是巴蜀医家学术发展最活跃的时期。四川成都人、著名医家史崧献出了家藏的《灵枢》，校正并音释，名为《黄帝素问灵枢经》，由朝廷刊印颁行，为中医学发展做出了不可估量的贡献，可以说，没有史崧的奉献就没有完整的《黄帝内经》。虞庶撰著的《难经注》、杨康侯的《难经续演》，为医经学派的发展奠定了基础。

史堪，四川眉山人，为宋代政和年间进士，官至郡守，是宋代士人而医的代表人物之一，与当时的名医许叔微齐名，其著作《史载之方》为宋代重要的名家方书之一。同为四川眉山人的宋代大文豪苏东坡，也有《苏沈内翰良方》（又名《苏沈良方》）传世，是宋人根据苏轼所撰《苏学士方》和沈括所撰《良方》合编而成的中医方书。加之明代韩懋的《韩氏医通》等方书，一起成为巴蜀医方学派的代表。

四川盛产中药，川产道地药材久负盛名，以回阳救逆、破阴除寒的附子为代表的川产道地药材，既为中医治病提供了优良的药材，也孕育了以附子温阳为大法的扶阳学派。清末四川邛崃人郑钦安提出了中医扶阳理论，他的《医理真传》

《医法圆通》《伤寒恒论》为奠基之作，开创了以运用附、姜、桂为重点药物的温阳学派。

清代西学东进，受西学影响，中西汇通学说开始萌芽，四川成都人唐宗海以敏锐的目光捕捉西学之长，融汇中西，撰著了《血证论》《医经精义》《本草问答》《金匮要略浅注补正》《伤寒论浅注补正》，后人汇为《中西汇通医书五种》，成为"中西汇通"的第一种著作，也是后来人们将主张中西医兼容思想的医家称为"中西医汇通派"的由来。

名医辈出　学术繁荣

中华人民共和国成立后，历经沧桑的中医药，受到党和国家的高度重视，在教育、医疗、科研等方面齐头并进，一大批中医药大家焕发青春，在各自的领域里大显神通，中医药事业欣欣向荣。

四川中医教育的奠基人——李斯炽先生，在 1936 年创立了"中央国医馆四川分馆医学院"，简称"四川国医学院"。该院为国家批准的办学机构，虽属民办但带有官方性质。四川国医学院也是成都中医学院（现成都中医药大学）的前身，当时汇集了一大批中医药的仁人志士，如内科专家李斯炽、伤寒专家邓绍先、中药专家凌一揆等，还有何伯勋、杨白鹿、易上达、王景虞、周禹锡、肖达因等一批蜀中名医，可谓群贤毕集，盛极一时。共招生 13 期，培养高等中医药人才 1000 余人，这些人后来大多数都成为中华人民共和国成立后的中医药领军人物，成为四川中医药发展的功臣。

1955 年国家在北京成立了中医研究院，1956 年在全国西、北、东、南各建立了一所中医学院，即成都、北京、上海、广州中医学院。成都中医学院第一任院长由周恩来总理亲自任命。李斯炽先生继创办四川国医学院之后又成为成都中医学院的第一任院长。成都中医学院成立后，在原国医学院的基础上，又汇集了一大批有造诣的专家学者，如内科专家彭履祥、冉品珍、彭宪章、傅灿冰、陆干甫；伤寒专家戴佛延；医经专家吴棹仙、李克光、郭仲夫；中药专家雷载权、徐楚江；妇科专家卓雨农、曾敬光、唐伯渊、王祚久、王渭川；温病专家宋鹭冰；外科专家文琢之；骨、外科专家罗禹田；眼科专家陈达夫、刘松元；方剂专家陈潮祖；医古文专家郑孝昌；儿科专家胡伯安、曾应台、肖正安、吴康衡；针灸专家余仲权、薛鉴明、李仲愚、蒲湘澄、关吉多、杨介宾；医史专家孔健民、李介民；中医发展战略专家侯占元等。真可谓人才济济，群星灿烂。

北京成立中医高等院校、科研院所后，为了充实首都中医药人才的力量，四川一大批中医名家进驻北京，为国家中医药的发展做出了巨大贡献，也展现了四川中医的风采！如蒲辅周、任应秋、王文鼎、王朴城、王伯岳、冉雪峰、杜自明、李重人、叶心清、龚志贤、方药中、沈仲圭等，各有精专，影响广泛，功勋卓著。

北京四大名医之首的萧龙友先生，为四川三台人，是中医界最早的学部委员（院士，1955 年）、中央文史馆馆员（1951 年），集医道、文史、书法、收藏等于一身，是中医界难得的全才！其厚重的人文功底、精湛的医术、精美的书法、高尚的品德，可谓"厚德载物"的典范。2010 年 9 月 9 日，故宫博物院在北京为萧龙友先生诞辰 140 周年、逝世 50 周年，隆重举办了"萧龙友先生捐赠文物精品展"，以缅怀和表彰先生的收藏鉴赏水平和拳拳爱国情怀。萧龙友先生是一代举子、一代儒医，精通文史，书法绝伦，是中国近代史上中医界的泰斗、国学家、教育家、临床大家，是四川的骄傲，也是我辈的楷模！

追源溯流　振兴川派

时间飞转，掐指一算，我自 1974 年赤脚医生的"红医班"始，到 1977 年大学学习、留校任教、临床实践、跟师学习、中医管理，入中医医道已 40 年，真可谓弹指一挥间。俗曰：四十而不惑，在中医医道的学习、实践、历练、管理、推进中，我常常心怀感激，心存敬仰，常有激情冲动，其中最想做的一件事就是将这些中医药实践的伟大先驱者，用笔记录下来，为他们树碑立传、歌功颂德！缅怀中医先辈的丰功伟绩，分享他们的学术成果，继承不泥古，发扬不离宗，认祖归宗，又学有源头，师古不泥，薪火相传，使中医药源远流长，代代相传，永续发展。

今天，时机已经成熟，四川省中医药管理局组织专家学者，编著了大型中医专著《川派中医药源流与发展》，横跨两千年的历史，梳理中医药历史人物、著作，以四川籍（或主要在四川业医）有影响的历史医家和著作为线索，理清历史源流和传承脉络，突出地方中医药学术特点，认祖归宗，发扬传统，正本清源，继承创新，唱响川派中医药。其中，"医道溯源"是以民国以前的川籍或在川行医的中医药历史人物为线索，介绍医家的医学成就和学术精华，作为各学科发展的学术源头。"医派医家"是以近现代著名医家为代表，重在学术流派的传承与发展，厘清流派源流，一脉相承，代代相传，源远流长。《川派中医药源流与发展》一书，填补了川派中医药发展整理的空白，是集四川中医药文化历史和发展现状之大成，理清了川派学术源流，为后世川派的研究和发展奠定了坚实的基础。

我们在此基础上，还编著了《川派中医药名家系列丛书》，汇集了一大批近现代四川中医药名家，遴选他们的后人、学生等整理其临床经验、学术思想编辑成册。预计编著一百人，这是一批四川中医药的代表人物，也是难得的宝贵文化遗产，今天，经过大家的齐心努力终于得以付梓。在此，对为本系列书籍付出心血的各位作者、出版社编辑人员一并致谢！

由于历史久远，加之编撰者学识水平有限，书中罅、漏、舛、谬在所难免，敬望各位同仁、学者提出宝贵意见，以便再版时修订提高。

中华中医药学会　副会长

四川省中医药学会　会　长

四川省中医药管理局　原局长　杨殿兴

成都中医药大学　教授、博士生导师

2015 年春于蓉城雅兴轩

序

盘古开天地，上下五千年，华夏祖先创造了恢弘大气、灿若星河的中华文明，中医药学作为其中的一部分，底蕴十分丰富，是传承中国传统文化的重要载体，是一门关于生命智慧和生命艺术的学问。

四川省米易县，虽是中华人民共和国成立后的新置县，却仍拥有着悠久灿烂的历史文化，有据可考的历史人物可以回溯到数千年前三皇五帝之颛顼。2016年3月，米易县如获至宝地捧回了"中国颛顼文化之乡"这块金字招牌，而同时《川派中医药名家系列丛书·徐俊先》这部著作的出版，又让人眼前一亮。米易县历史名人徐俊先先生跻身川派中医药名家之列，让人在领略"颛顼故里，阳光米易"的瑰丽风光之余，亦深深感叹这方土地上传统中医药的不朽神奇。

徐俊先（1924—1968），字桂杰，四川米易县人。出身于书香门第，勤学笃行，13岁开始拜师学习中医，对《内经》《难经》《医宗金鉴》《伤寒杂病论》《温热经纬》《温病条辨》《医林改错》等中医药著作颇有研究，对《药性赋》《汤头歌括》等医药歌诀手册的内容倒背如流。中华人民共和国成立后，徐俊先先生积极参加米易县联合医疗组的活动，1955年担任普威区卫生协会组长，走村串户地巡诊病患。1958年、1961年，徐俊先先生先后出任横山医疗保健所中医师、米易县人民医院中医科医师。徐俊先先生深得中医学精髓，终生致力于中医药研究和临床实践，不仅为无数病患祛除了痛苦，而且留下了自己宝贵的医学心得。徐俊先先生在米易县悬壶济世的名医风范，使其留下了德技双馨的良好口碑，成为米易县医学史上的中医药名家。

2015年，攀枝花市第四人民医院将"徐俊先临床经验整理研究"课题列入四川省中医药管理局2015—2016年度川派中医药名家学术思想及临床经验研究专项课题之中，因此也就有了这部《川派中医药名家系列丛书·徐俊先》。

本书资料翔实，内容丰富，由博返约，卓然自立，是一部集学术性、资料性于一体的著作。它以徐俊先先生临床经验为主线，以研究其生平和学术传承为基础，多方面地勾画出了徐俊先先生的学术面貌，展现其勤奋耕耘的一生。更令人欣喜的是，他的学术在传承，他的精神在发扬，米易县的中医学正在以创新的姿态面向未来，不断为健康中国的发展做出应有贡献。

本书分为生平简介、临床经验、中医基础理论及诊断归类整理、学术传承四部分，其中尤以"临床经验"最为重要，显现了他对祖国中医药事业的挚爱和付出，为民众的健康而孜孜不倦工作的崇高精神。在"临床经验"中，集粹了徐俊先先生一生的中医心得、临床实践，其下分为妇科、内科、外科、眼科、口腔与耳鼻喉科、针灸六大版块，将病因、病机、诊法、辨证、治则治法、预防、养生等内容条分缕析，娓娓道来，如数家珍，全面真实地介绍了他的临床经验和学术思想，可师可法，具有一定的学术水平和实用价值，可供广大中医药院校学生、临床医生和中医爱好者参阅学习。

编著本书既是加强中医药文化建设，宣传攀枝花中医药事业的需要；也是缅怀以徐俊先先生为代表的中医先辈的丰功伟绩，分享他们学术成果的需要；更是攀枝花市第四人民医院秉持"继承不泥古，发扬不离宗"的精神，一丝不苟、精益求精地抢救攀枝花地区不可多得的中医药瑰宝的实际行动。

《川派中医药名家系列丛书·徐俊先》，看似是一本研究米易县中医药学的书籍，实则在字里行间印刻着无数药到病除的往事，流传着徐俊先先生妙手回春的动人故事，还有大量令人回味与感慨的流年，犹如米易县历史的枝和叶，鲜活地反映着米易县经久不息的文化脉络，印记着米易县中医药发展的脚步。它既是当代中医药工作者汲取养分的文本，也是社会大众获得心灵滋润与人格熏陶的读物之一。系统整理、研究包括徐俊先在内的地方中医药历史和文化，将精髓集纳整合，发扬光大，必将对社会发展大有裨益。

米易县人民政府地方志办公室

2018 年 3 月

编写说明 —————————————————————————

四川省米易县名医徐俊先先生早逝，未有医案留存，本已准备出版的《妇科临床心得》惜在"文革"中被毁，未能问世。此次主要整理徐俊先先生在行医过程中运用的治疗经验，恢复了《妇科临床心得》部分原貌。

本书根据徐俊先先生遗留的手稿，以科为纲，以方为主，按妇科、内科、外科、眼科、口腔与耳鼻喉科、针灸等分类编写，对其临床经验、诊疗技术进行挖掘。包括生平简介、临床经验、理论研习、学术传承四部分，全面介绍徐俊先先生的成长经历以及仁心济世、扎根基层的崇高品格，突显徐先生继承创新的治学态度。

尽管编委会进行了大量挖掘、整理工作，但徐师在20世纪60年代就辞世，无遗存医案，其学术思想仅能从遗留手稿窥见一二，遂尽量按徐师遗留手稿分类体例编写。

本书搜集到的方剂涉及民族医药方、古方及在此基础上的加减方，比如徐俊先先生的妇科经验效方很多出自于《宁坤秘笈》，不同之处在于徐师对药物组方、剂量、制法、使用方法等进行了诸多调整，本书中已分类阐明。由于徐俊先先生的临床经验所形成的用药习惯及中药单位剂量历史变化都与今天不大相同，所以书中有的药物及药量在现今临床并不常见，故在阅读本书的过程中，需要注意以下几个问题：①原稿中有繁体字、异体字等，为便于阅读均修改为中文简体字；②本书中药名有据可考的统一为现代中药通用名，不可考或有多种别名的地方药材仍沿用手稿中名称；③本书中的中药剂量原为厘、分、钱、两，现统一为"g"，单位换算以一厘 =0.03g，一分 =0.3g，一钱 =3g，一两 =30g，一斤 =500g 为准；④一些有毒的药物，如附子在本书个别方剂中的用量超出了《中华人民共和国药典》的规范用量；⑤本书中某些方剂使用了国家保护的野生动物作为药材，如虎骨、犀牛角，现一律用替代品；⑥本书某些方剂中的个别药材是极少应用的，如动物的粪便、胆等；⑦在使用本书时，从用药安全和动物保护的角度审慎处理个别用药问题，尤需注意针对儿童、孕妇、老年人的用药安全。

本书的编写主要根据徐俊先先生幸存的四本遗稿、米易县地方史料和市民访谈资料所得。在资料的收集、整理过程中得到中共米易县县委、米易县人民政府和徐俊先先生的儿子徐可基、徐绍坤提供的文字、手稿及图片，保证了编写工作的顺利进行。由于历经多年变迁，原始资料有所损坏（为尽量维持原貌，用"□"替代原文不能辨识文字，文中以注释说明存疑之处，同时部分处方多处提及，经过对比去除重复内容），且徐俊先先生的四名弟子中三名均已逝世，加之编者水平有限，因此若所提供的资料有错误和不妥之处，敬请读者批评指正。

本书依托四川省中医药管理局"川派中医药名家学术思想及临床经验研究专项课题：徐俊先临床经验整理研究"（课题编号：2015cp009），研究和编写工作得到四川省中医药管理局、四川中医药科学院和中共米易县县委、米易县人民政府的大力支持，在此表示衷心感谢！

《徐俊先》编委会

2018 年 3 月

目　录

川派中医药名家系列丛书

生平简介

徐俊先

  徐俊先（1924—1968），字桂杰，男，汉族，四川省米易县人，中医医师。因医德高尚，医术精湛，医效显著，名声远播，影响甚广，于1996年被收录入《米易县志》人物篇（《米易县志》第736～737页），并在《米易县志》第三十篇医药卫生中被提及3次，原文为："建县前，米易地区群众治病防病主要依靠中医和草药医生……尤以中医徐桂杰最为有名，远近求医者甚多。""1961年中医徐俊先调到县人民医院主持中医门诊，日诊百人以上，远近闻名，深受好评。"（《米易县志》第663页）"（中医）在处理虚弱杂症、外感、急性传染病等方面均有显著疗效。"徐俊先常以"黄芪汤"加减治疗虚弱症，"真武汤"加减治疗内科杂病，自创"天仙藤汤"加减治疗风热症，"五积散"加减治疗儿童感冒食积。1962年，县医院有两例脑外伤患者，其中1例请徐先生会诊，徐以"真武汤"加味内服，中草药外敷，很快病愈出院；另1例（没用中药）继发疯癫（损伤性精神病）死亡（《米易县志》第664页）。

  徐俊先先生出身书香门弟，幼承家教，品行端正，一生无不良嗜好，幼年入普济洲土司衙门所办私塾读书，师从清末秀才毛老师学习古典文学，如四书、五经、诗词、八股文等，后转入当时政府所办的会理县模范学校进行新学制学习。

  徐俊先先生自幼聪颖好学，常以读书为趣，几乎读遍家中藏书，尤喜经史子集和中医药书籍，对家中所藏中医药书籍《黄帝内经素问》《难经》《千金方》《伤寒论》《温病条辨》《景岳全书》《寿世保元》《医学集成》《医宗金鉴》《医林改错》《辨证奇闻》《石室秘录》《神农本草经》《本草纲目》《珍珠囊药性赋》《本草拾遗》《汤头歌诀》《傅青主女科》以及陈修园先生医书12种等全部通读。因喜医书，经原西康省政府官员中的亲戚介绍，13岁拜西康省德昌县刘姓名老中医为师，在刘老中医指导下潜心学习中医药理论并努力实践，分辨、采集、炮制药材，背诵医书如《脉学》《汤头歌诀》，学习辨证施治，对每一样知识学起来都如饥似渴，对老师的每一个讲解必学懂悟透以充分吸收，对认为好的医书更是手不释卷地学习。跟师学习3年，便能背诵《黄帝内经素问》《脉学》《药性歌括四百味》《珍珠囊药性赋》《汤头歌诀》，同时对家中所藏医书皆从头细读领悟，因此养成终身好学、手不释卷的习惯，不出数年竟深得中医学要旨，学成出师。

出师后徐俊先先生放弃诸多诱人机会，毅然回乡开办药铺，坐堂行医，为缺医少药的家乡人民治病。因疗效甚佳，医德甚好，广受好评，逐渐在家乡及周边有了名气。

中华人民共和国成立后，1951 年 5 月米易置县。1953 年 10 月，米易县人民政府为贯彻国家"团结中医的工作方针"，在米易县召开"米易县卫生工作者协会"成立大会，徐俊先先生应邀参会，县长盛光举亲自出席讲话，并与徐俊先先生等代表亲切交谈，使徐俊先先生深受感动，深感党和政府的中医药政策好，深感中医药大有可为，深感为人民防病治病的光荣和自豪，于是积极加入联合医疗组工作。1955 年起，任米易县普威区卫生协会组长，负责普威、横山、黄草等地的预防、医疗、保健工作，为更好适应和做好新工作，徐俊先先生带领同事主动学习预防接种技术、消毒隔离技术、常规的西医技术等，努力做好日常防病治病工作。

为了更好地为群众治病，努力提升医术，徐俊先先生非常注重与省县内外老中医的交流，并及时向他们请教学习，以他人之长来弥补自己之短，其中交往最密切的，要数原重庆市中医药研究所的周复生主任（教授），两人书信来往甚密，信中多以探讨中医药内容为主。周教授还将其 20 世纪 30 年代出版的《药业指南》一书签名赠送徐俊先先生以作纪念。因志趣相投，1962 年周复生教授偕同两名研究生到米易县与徐俊先先生共同探讨中医药问题，他们在徐俊先先生陪同下，到米易龙肘山实地考察中药材资源并发现了"红藤"，非常高兴。这些以中医会友的交往方式，使徐俊先先生得以博采众家之长，医术亦更趋精湛。

徐俊先先生在米易县及其周边的医名广播，县领导在亲身体验了他的医术后非常赞赏。为了让徐先生更好地服务于广大群众，1961 年 1 月，时任县委书记马荣胜将他调至米易县人民医院，建立中医科。此后，徐俊先先生一直负责中医门诊和住院病人的中医会诊工作，直至去世。在县医院工作期间，他待病人如亲人，不管来自哪里，不管地位如何，均一视同仁，一丝不苟地用心诊治。徐先生常向病人分析病症医理，病人都说徐医生医术令人佩服，书方遣药多有效验，常愈沉疴。因此，求医者接踵而至，络绎不绝，以至常有深夜排队候号待诊的情况，每日诊治病人几乎可达百人。

　　徐俊先先生深知贫寒民众的疾苦，在家开诊和巡回医疗期间，无论晴天雨天，不管白天黑夜，只要病人需要，时常徒步出诊，不辞辛劳。对于特别贫苦人家，还赠送草药或捐资救济，患者及其家人深为感激。

　　徐俊先先生对中医药事业的挚爱，可以概括为：深得中医药要旨，在刻苦钻研基础上传承和突破。在其行医短短的 26 年中，看病无数，治愈无数，救人无数。病人来源地域广、病种杂、身份差异大，而他均用心诊治，治法多、脉理清、病人服、效果好。一些典型病例在民间被演变成一个个神奇的传说。

　　1962 年，县医院收治了一位米易横山赵姓少数民族病人，主诉心里很是难受，当时检查手段有限，X 光透视见心脏成"烧瓶"状，请徐医生看能否用中药为主治疗。徐诊断后，用附子六物汤加减和真武汤加减配合治疗，月余治愈出院，病人甚是感激，民间更是传说："心烂了徐医生也能治。"

　　1965 年 6 月，撒莲供销社张姓干部的 4 岁之子，在玩耍时被松木打伤头部昏迷，铁道兵 8726 卫生所简单处理后转送县医院。患儿颅骨四处骨折，深度昏迷，看见的群众均说肯定没救了，县医院会诊后决定中西医配合治疗。徐先生给患儿内服加味潘氏跌打方、加味真武汤、拓云散、滋阴振荡汤等，外用五爪金龙、叶下花、鸡血、红糖、白酒等调敷患处，并对症临时调整。经治 15 天后，患儿苏醒，可说话，自己进食。治疗数月后，精神恢复正常，无任何后遗症，和其他同龄人一样正常上学、工作、结婚生子，至今三代同堂，幸福地生活着。这件事在民间也被神传，说"脑壳打烂的患者，徐医生都能治好"。

　　原普威森林工业局 414 场一马姓工段长在伐木中双手受伤，经职工医院手术后病人骨瘦如柴，双手十指麻木，功能基本丧失，很是痛苦。后请徐医生用中药配合针灸、推拿，治疗数月后双手功能恢复，精神、身体均大幅改观，又能正常上班，患者一家人非常感激。

　　草场乡五保户曾老太被毒蛇咬伤，生命垂危，时任乡党委吴姓书记得知后，请徐俊先先生救治，徐用中药内服、外敷而治愈。

　　随着徐俊先先生的名声远播，西昌、会理、云南西北部（现攀枝花地区）乃至成都等地都常有慕名而来的求医问药者。原铁道兵 7659 部队的周姓、顾姓师首长多次请徐先生到师部为其家人治病，对治疗效果甚是满意。原 7659 部队所属 8723 团首长腰部疼痛多年查不出原因，请徐俊先先生诊治后，服用几剂中药就病好如初。原成都财政局干部汪姓女士"腹部不舒服"多年，多方求治无效，经徐先生治疗后痊愈。西昌肖姓患者胸部"难受多年"，徐先生用中药治愈……

20 世纪五六十年代，因各种原因，妇科疾病较多，中青年妇女中也多有闭经不孕者，为解决这些问题，徐俊先先生刻苦钻研，学习、吸收《傅青主女科》《医林改错》等医书中关于妇科诊治的经验，临床不断实践、总结，取得了较好的效果，治愈了很多妇科病，并撰写出《妇科临床心得》，惜未能面世。

"文化大革命"期间，徐俊先先生被打成"牛鬼蛇神"，于 1968 年被迫害含冤致死，年仅 44 岁。当徐先生遗体从县医院运往草场安葬时，多地民众自发赶往列队痛哭送别。

1982 年，米易县人民政府为徐俊先先生平反昭雪。徐俊先后又被米易县人民政府列入"历史文化展览馆历史人物"予以褒扬。

一、妇科

（一）月经病主治方

第一症：患者月经间隔 18 ~ 20 多天来潮 1 次。月经前腰腹胀痛，经色淡红，口渴喜冷，全身无力，胃纳不佳。先服黄芩散，次服调经丸。

黄芩散：当归 12g，川芎、杭白芍、苍术各 9g，天花粉、知母、黄芩各 6g，龙胆草 4.5g，甘草 3g，不用引。

调经丸：熟地黄、生地黄、莪术、三棱、当归、杭白芍、延胡索、茯苓各 15g，香附 30g，天台乌药、八角、砂仁各 7.5g。焙干研细，炼蜜为丸。每次服 18g，白酒送服，亦可水煎服。

按：攀枝花地区属亚热带干热河谷气候，徐师在《宁坤秘笈》黄芩散方中加龙胆草以清热燥湿，泻肝胆火。

调经丸为《宁坤秘笈》方，徐师去川芎、小茴香、香附之辛温，加生地黄滋阴凉血以适应炎热干燥的地域气候，实为得当。

第二症：患者月经间隔 30 ~ 40 天来潮 1 次，经色黯赤，血中有小块，血液黏稠起丝，或夹有白带，腰膝胀痛，四肢麻木，头晕身重。宜先服理经四物汤，次服内补当归丸以引火归原。

理经四物汤：白术、当归、柴胡、延胡索、生地黄、川芎、香附各 9g，栀子 7.5g，黄芩、三棱（醋炒）各 6g。冷水煎，饭前服用。

内补当归丸：当归 15g，白芷、续断、阿胶（炒）、厚朴、茯苓、肉苁蓉、炒蒲黄、山茱萸、附片各 9g，熟地黄 30g，川芎 12g，干姜、甘草各 6g。开水煎，饭前服用 3 ~ 6g，临服加酒。

按：理经四物汤出自《宁坤秘笈》，原方中白芍苦、酸、微寒，有收敛作用，虽有补血之能，但用于月经后期效不如当归，故徐师弃之。

第三症：患者月经间隔 20 ~ 30 天来潮 1 次，月经来时忽前忽后，经色淡红，全身疲乏，有时 30 天内来潮 2 次。此乃气虚受寒，气滞瘀凝。可用紫金丸健脾益气，活血逐瘀。

紫金丸：三棱 30g（醋炒焦），砂仁、槟榔、红花、陈皮各 18g，干姜、枳壳、乌药、莪术（醋炒）各 6g。焙干研细，每次服 12g，饭前米汤送服，日服 2 次。

按： 徐师将《宁坤秘笈》紫金丸中良姜改为干姜，用于暖脾阳，针对气虚受寒。此外，又能回阳通经脉，对月经忽前忽后由于脾虚感寒者适宜。

第四症：患者肝胆俱热，肝气不舒，经来胁痛，发热口渴，咳嗽溲淋，头晕目眩，脉弦有力。先服逍遥散，次服紫菀汤。

逍遥散：当归、白术（土炒）、炒白芍、石莲子（研）、柴胡、地骨皮各 9g，天花粉 6g，黄芩 4.5g，龙胆草 3g。水煎，饭前服用，日服 3 次。

紫菀汤：桑白皮（蜜炒）、杏仁（去皮尖）、枳实、桔梗、紫菀（蜜炒）、紫苏子（冲细）各 9g，贝母（研）、阿胶（炒成珠）、生知母各 6g，款冬花 4.5g（蜜炒），五味子 3g，生姜 3 片引。水煎，饭后服用。

按： 逍遥散是妇科名方，徐师针对病情加了天花粉、黄芩、龙胆草、地骨皮、石莲子，对肝胆湿热、肝气不舒病机更加适宜。

第五症：患者经闭不行，停经 1 ~ 4 年，全身肌肉消瘦，五心烦热，性情改变，好吃懒做，倦怠乏力。通窍活血汤 6 ~ 12 剂，煎服八珍汤，间隔服。3 ~ 6 月内，月经即来，精神逐渐恢复，经水来潮三四次后就能孕子。兼治头发脱落、小儿疳积等症。

通窍活血汤：赤芍、川芎各 12g，桃仁（研泥）、红花各 15g，老葱三大个（切细），生姜 9g（切细），大枣 7 枚（去核），麝香 0.15g（纱布包），水煎。先将前 7 味药放入罐内，甜酒半碗，水半碗熬浓，将药汁倒在另一小罐内，再把麝香放入药汁内煮出香味后倒出药汁，饭前服用，每天服用 1 剂，每剂熬 6 次。

八珍汤：人参（蜜炒）、白术（黄土汁炒）、杭白芍（酒炒）、熟地黄、黄芪（炒）各 30g，当归、川芎、茯苓各 18g，炙甘草 12g，干姜 9g，大枣 7 枚引。

又方：患者经闭三四年，通经导滞丸效同通窍活血汤，用生鸦片 0.15g 做丸为黄豆大，阴干，每剂 1 丸，用甘草汤送服，忌醋，服醋后可能导致断肠而死。

第六症：患者瘀凝腹痛，经来周期如平时，或误食酸冷，或误涉冷水，血液凝结，发热恶寒，胸腹疼痛，心焦躁，红花散主之。

红花散：当归、红花、牛膝、苏木各 12g，赤芍、莪术（醋炒）、三棱（醋炒）

各 9g，枳壳 6g，川芎 4.5g。水煎，饭前服用。

按：红花散为《宁坤秘笈》原方。

第七症：患者经来不止，月经来潮六七日或八九日不止，头晕身重，心悸潮热，短气不思食，属脾肾俱虚。脾不统血，肾水不能涵肝木，肝热血溢，故淋漓不止，宜胶艾四物汤主之。

胶艾四物汤：熟地黄 60g，阿胶 24g（炒成珠），艾叶 15g，川芎 24g，大枣 7 枚引。此方不仅止经血，而且安胎疗效颇好。凡动胎流血开始之时，服此方皆效。

第八症：患者月经，色似胆汁，头晕目眩，心中憺憺，郑声独语，汗出胸满不欲食，腹中胀痛，加味四物汤主之。

加味四物汤：熟地黄 60g，当归 30g，川芎、乌药、延胡索（研）、小茴香（酒炒）、杭白芍（酒炒）各 12g，生姜 3 片，大枣 7 枚引。开水煎，饭前服用。

按：加味四物汤为《宁坤秘笈》原方。

第九症：患者经来色如绿水，突然昏迷，神志不清，冷汗频出，四肢厥冷，面青口张，舌痿气短，郑声目闭。乃肾之亏虚，寒邪侵犯包络所致。宜引火归原，乌鸡丸主之。

乌鸡丸：鹿茸（白蜡）、肉苁蓉（酒洗）、山药、蒲黄（炒糊）、肉桂、当归（酒洗）、白芍（酒炒）、山茱萸（醋炙）各 30g，川芎 15g，白附片、附片（米炒）各 9g。焙干研细，细筛筛过，用乌骨鸡一只，去净毛羽、腹内粪食，用白酒 1000g 蒸煮至软烂，炼蜜为丸。每服 21g，饭前甜酒送服。服药后忌食萝卜。此方不仅治疗月经病效果良好，而且能治久不受孕症。

按：乌鸡丸为《宁坤秘笈》方，徐师去原方熟地黄，加用白附片和米炒附片，增加温阳作用。这种加减方法和当时当地患者多贫困而阳气不足有关。

第十症：患者经来似白带，腰腹、阴道胀痛，头晕身重，或恶心呕吐，亦服乌鸡丸治之。若无乌鸡丸，亦可用固真散代之。

固真散：鹿角霜、白扁豆（冲细）、莲子、芡实、山药各 30g，陈皮 12g，续断 21g（盐炒），白术（土炒）、补骨脂（盐炒）、杜仲（盐炒）各 18g，小茴香（研）、炮姜各 9g，大枣 5 枚引。水煎，加酒调服。此方不论月经前后，凡是白带多者，服此方 2 剂即能痊愈。熏洗蛇床子汤，熬水洗阴唇，见效更速。

外洗蛇床子汤：蛇床子、白芷各 30g，地肤子 15g，煎水熏洗阴门。

第十一症：患者经来有血条血块，血色似葱白色，或黯赤似凝猪血，头晕目眩，四肢厥冷，短气汗出，舌软无苔，亦用内补当归丸主之（方见前）。

第十二症：患者经来如臭豆腐气味，乃心气不足，血营空虚，气滞血瘀，新血流利不畅，经行陈血所致。宜先服逐瘀活血汤，次服龙骨丸。

逐瘀活血汤：当归、白术、赤芍、香附（艾汁炒）、莪术（醋炒）、三棱（醋炒）、陈皮、丹皮、黄芩、木通各 9g，生姜 3 片引。

龙骨丸：龙骨（煅红）、牡蛎（煅红）、生地黄、海螵蛸各 30g，当归、川芎、茯苓、杭白芍各 3g，黄芩 2.4g。焙干研细，炼蜜为丸，每服 15g，饭前白酒送服。

按：《宁坤秘笈》第十二：经来臭如夏月之腐，此乃血弱，更兼热物，譬如水干涸，沟渠久则臭也。身衰，旧血新血不接则臭，宜用龙骨丸。龙骨丸：龙骨、海螵蛸、牡蛎、生地、当归、川芎、白芍、茯苓、黄芩，蜜丸，空心服百丸。徐师根据自己经验，对治法予以改进。

第十三症：患者经来状如鱼脑髓，五六日不止，双脚疼痛，不能步履。乃肝肾俱衰，风邪乘虚侵入经络，宜疏风止痛散主之。

疏风止痛散：当归 15g（酒洗），白芷、僵蚕、乌药、牛膝、独活、海风藤（酒浸）、乳香（炒去酒）、紫金花、骨碎补（炒去毛）各 9g，川芎 6g，生姜 3 片，葱 3 根引。

按：《宁坤秘笈》有疏风止痛散，徐师原方去天麻，加白芷，止痛力量更强。天麻在徐师时代是贵重药材，一般百姓不会轻易使用。

第十四症：患者经来状如牛膜毛，色白黏稠，俗称"牛衣膜"，四五日或五六日不止，晕不知人，汗出肢厥，心悸气短。乃血不养心，寒迷心窍。宜朱砂丸主之。

朱砂丸：白茯苓 30g，朱砂 9g，二味研细，水叠为丸，每服 9g，生姜汤送服。

按：此为《宁坤秘笈》原治法。

第十五症：患者经来量多，乃下血胞，用刀切开，胞中形似石榴子，突然晕倒，目闭口张，面青肢厥，汗出不止，宜生地十金汤救之。当归（洗）、白术（炒）、白芍（炒）、生地黄、黄芪（炒）、人参、茯苓各 24g，川芎 15g，炮姜 3

片，大枣 7 枚引。水煎服，速服 2 ~ 3 剂痊愈。

第十六症：患者经来时，阴道、阴唇痛如刀割，乃血海闭塞，宜牛膝汤主之。

牛膝汤：牛膝 15g（酒浸），乳香 15g（炒），麝香 1.5g（纱布包），水煎服。

按：《宁坤秘笈》第十六：经来疼痛，小便如刀割，此乃血门不开，皆用八珍散无效，宜用牛膝汤一剂有功。牛膝汤：牛膝、乳香、麝香。水碗半，煎牛膝至一碗，临服磨乳香、麝香入内，空心服之即愈。如系火证，可用朱砂六一散。

第十七症：患者经来时，阴道内有血筋一条，吊出阴门，上到乳根，下连少腹牵连剧痛，发热恶寒，不思饮食，宜川楝子汤主之。

川楝子汤：川楝子（酒蒸）、乳香（炒）、乌药、猪苓、泽泻、白术（土炒）、延胡索、八角、小茴香各 9g，槟榔 6g，木香 4.5g，麻黄 3g，生姜 3 片，葱 3根引。

按：川楝子汤为《宁坤秘笈》方。

十八症：患者经来腰臀小腹胀痛，乃瘀血凝滞，阻碍血液运行，口渴发热，宜莪术散主之。三棱（醋炒）、莪术（醋炒）、红花、牛膝、苏木各 15g，水煎加酒送服。

按：《宁坤秘笈》第十八：经来未尽潮热气痛，此症经来一半又觉口渴、小肠痛，此因伤食生冷，血滞不行，有余血在内，不可用补剂，只宜凉药。若补，用莪术散，热去经尽，痛止热退。莪术散：莪术、三棱、红花、牛膝、苏木，水煎空心服。

第十九症：患者经尽腹痛，四肢麻木，逢热则减，渴饮喜热，宜人参四物汤主之。

人参四物汤：人参（炒）、归身（洗）、白芍（炒）各 30g，川芎 15g，炮姜 3片，大枣 7 枚引。水煎，饭前服。

按：人参四物汤为《宁坤秘笈》方。

第二十症：患者经来小腹结块，或脐腹膈肌血胞血条，痛时剧痛，手推不复位置，重按跳动。乃是行经时误洗、误食、误涉冷水，或悲伤憋气过度，以致血凝为死血，结成血胞、血块、血条，宜下列五方宜其部位，随证治之。

加味失笑散：通治上中下三焦，不论血胞、血块、血条俱效。五灵脂 30g（炒焦），生蒲黄 21g，乳香、没药、甘草各 15g。水煎，饭前服。

血府逐瘀汤：治膈肌血府血块、血条俱效。白术18g，当归15g，生地黄12g，牛膝、桃仁、红花各15g，桔梗、广木香、枳壳、赤芍各6g，柴胡4.5g，甘草3g，水煎，饭前服用。

膈下逐瘀汤：治中焦血胞、血块、血条俱效。五灵脂（炒）、丹皮、赤芍、甘草各9g，川芎、枳壳各6g，当归、桃仁、乌药、延胡索、香附（醋炒研）各12g，红花15g，水煎服。

少腹逐瘀汤：治下焦小腹血胞、血块、血条俱效。当归、生蒲黄各15g，五灵脂12g（炒），赤芍9g，官桂、川芎、延胡索、没药（炒）各6g，干姜3g，小茴香20粒引，水煎服。

元胡散：治下焦瘀血凝结，小腹血胞、血块、血条俱效。延胡索30g（酒炒），血余炭18g。研极细，每服6g，白酒送服，半月自消。

按：《宁坤秘笈》第二十：经来结成一块如皂角一条横过，痛不可忍，不思饮食，面色青黄，急服元胡散治之。元胡散：元胡、发灰共为末，酒调服下。服之半月，其块自消。

第二十一症：患者经来肝脾肿大，胁下横塞一块，膈胁胀痛，经色如淡红血水，不思饮食，午后愈胀，宜四物元胡汤1～3剂主之。

四物元胡汤：当归（酒洗）、川芎、熟地黄、杭白芍（酒炒）、延胡索（酒炒）各15g，沉香9g。焙干研细，每服9g，午后白酒送服。

按：四物元胡汤为《宁坤秘笈》方。

第二十二症：患者经来遍身疼痛，乃风邪乘虚侵袭经络，宜辛温解表，乌药顺气散主之。

乌药顺气散：乌药、白芷、僵蚕、陈皮、枳壳各15g，干姜、粉葛、甘草、麻黄（蜜炒）各9g，生姜3片，大枣5枚引。水煎，温服。

按：《宁坤秘笈》乌药顺气散无粉葛，徐师加粉葛、大枣，去葱。

第二十三症：患者经来表里俱寒，全身疼痛，恶寒，咳嗽，鼻流清涕，宜五积散主之。

五积散：当归、法半夏、香附各12g，厚朴、茯苓、桔梗、白芷、青皮、枳壳各9g，干姜、川芎、苍术各6g，柴胡4.5g，生姜3片，葱3根，大枣5枚引。水煎，饭前服。

按：徐师于《宁坤秘笈》方中去陈皮，加大枣，用于经期外感，增加健脾养血作用。

第二十四症：患者逆经上行，乃胃火克金，肝胆血热，迫血妄行，月水从口鼻流出，阴道无血流出，或血量极少，宜犀角地黄汤主之。

犀角地黄汤：炒白芍、丹皮、枳壳、生地黄各12g，犀角（打粉，另包）、黄芩、桔梗、橘红、百草霜各6g，甘草6g，水煎服。

按：《宁坤秘笈》犀角地黄汤：犀角、白芍、丹皮、枳实、黄芩、橘红、桔梗、百草霜、生地、甘草。水煎，空心服。

第二十五症：患者经来咳嗽气紧，血从口出，吸气腥臭，五心烦热，头晕口渴，先服红花散加减，次服冬花散。

红花散加减：红花、黄芩、苏木、天花粉各6g，水煎，饭前服。

冬花散：款冬花（蜜炒）、桔梗、枳实（炒）、桑白皮（蜜炒）、杏仁（去皮尖）、石膏（研）、粟壳（蜜炒）、紫苏子（炒研）、知母、紫菀（蜜炒）各9g，生姜3片引。水煎，不拘时服。

按：《宁坤秘笈》第二十五：经水从口鼻出，咳嗽气紧，宜推血下行，当用红花散七帖，次用冬花散止嗽下气，不须五七帖，热去全安。

第二十六症：患者逐日经来，经来量少，淋沥缠身，3~8天来潮1次。乃脾虚不能统血，肝虚不能储藏。宜滋水涵木，引血归经。胶艾四物汤共服紫金丸。

紫金丸：三棱30g（醋炒焦），砂仁、槟榔、红花、陈皮各18g，干姜、枳壳、乌药、莪术（醋炒）各6g，焙干研细，每服12g，饭前米汤送服，日服2次。

按：《宁坤秘笈》第二十六：逐日经来，此症经水日有几点则止，或五日或十日又来数点。一月当三四次，面色青黄。先宜艾胶汤三帖。艾胶汤：阿胶（炒）、熟地、艾叶、川芎、枣。水煎，空心服。后用紫金丸。

第二十七症：患者经来发狂乱语，神志失常，五心烦热，怒气迫血上冲，血达心包络。治宜宁心开窍，宜麝香散、茯苓丸二方主之。

麝香散：人参、茯神、远志各12g，桔梗、柴胡、木香各9g，炙甘草、辰砂、麝香（布包）各3g。先将砂麝二味研细，待药水煎浓，用药水送服。

茯苓丸：茯神、远志、朱砂、酸枣仁（炒研）各9g，猪心一个（切片焙干）。

共为细末，末糊为丸，每服 12g，金银花汤送服。

按：徐师去《宁坤秘笈》麝香散中之沉香，加辰砂；在茯苓丸中，徐师则添加枣仁，可见其用药细微之处。

第二十八症：患者经来头晕，恶心呕吐。乃真火虚，火不生土，胃寒幽门收缩，水气上冲。宜补火生土，逐寒汤主之。

逐寒汤：白术 18g（土炒），丁香、砂仁（炒研）、肉桂、干姜、法半夏各12g，延胡索、厚朴（姜炒）、枳壳（炒）、炙甘草各 6g，大枣 7 枚。开水煎，饭前服。

第二十九症：患者经来午后呕吐，乃痰积上脘，噎膈水谷。先含砂矾膏，次服夺命丹。

砂矾膏：硼砂 9g，枯矾 6g，蜂糖 15g。调匀涂抹舌上含化，日 3 次。

夺命丹：陈皮、法半夏、茯苓、厚朴、草果、肉豆蔻（炮去油）各 12g，苍术、枳壳、木香、山楂（炒焦）各 9g。焙干研细，每服 9g，生姜汤送服。

按：《宁坤秘笈》夺命丹无法半夏，徐师加之以燥湿化痰。

第三十症：患者经来全身浮肿，乃脾虚输运失度以致水湿泛滥。宜逐瘀活血，促胃利水，木香调胃散主之。

木香调胃散：木通、莪术（醋炒）、大腹皮（豆汁浸）、砂仁（炒）、苍术、陈皮各 9g，红花、甘草、木香各 6g，草薢 4.5g（研），生姜 3 片，大枣 5 枚引。水煎，饭前服。

按：《宁坤秘笈》木香调胃散：木香、甘草、干姜、莪术、木通、山楂、大腹皮、砂仁、苍术、陈皮、红花、香附、车前草、草薢。水煎，空心服。徐师去方中香附、车前草、山楂，改干姜为生姜，加大枣。

第三十一症：患者经来，半夜肠鸣腹泻绿水，乃肾虚受寒，谷道火衰，宜调中汤主之。

调中汤：人参 30g，白术（土炒）、茯苓、附片、肉桂、木香、肉豆蔻（炮去油）、车前子、五味子（盐炒）、干姜各 9g，大枣 7 枚引。开水煎，饭前服。

按：《宁坤秘笈》第三十一：经来泄泻，若经动之时五更泄泻如儿屎，此乃肾虚，不必治脾，用调中汤三五帖即安。调中汤：人参、白术、五味子、甘草、干姜。水煎，空心服即愈。徐师方中加茯苓、附片、肉桂、木香、肉豆蔻、车前子、大枣以温补肾阳、补中益气、祛湿利水。

第三十二症：患者经来大小便俱出。乃阳盛阴虚，膀胱肾脏俱热，宜分利五苓散主之。

分利五苓散：白术 18g（炒），猪苓、泽泻各 15g，赤茯苓 12g，当归、川芎、阿胶各 9g。水煎，饭前服。

按：《宁坤秘笈》第三十二：经来大小便俱出，此名磋经，因吃热物过多，积久而成。宜用分利五苓散，调其热毒，调其阴阳即安。分利五苓散：猪苓、泽泻、白术、赤茯苓、阿胶（炒）、川芎、当归。水煎，空心服即愈。

第三十三症：患者经来咳血乃寒极化热，肺金枯燥，血随咳破，痰中带血。宜茯苓汤、鸡苏丸二方主之。

茯苓汤：茯苓 12g，川芎、前胡、桔梗、法半夏、枳实、陈皮、苏叶、桑白皮各 9g，人参、甘草各 6g，生姜 3 片引。水煎，饭前服用。

鸡苏丸：蜂糖 27g，川贝母 12g，萝卜子 6g。研细炼蜜为丸，每服 6g，白开水送服。

按：《宁坤秘笈》第三十四：经来常咳嗽，此症咽中出血，乃肺金枯燥，急用茯苓汤退其嗽，再用鸡苏丸除其根。茯苓汤：茯苓、川芎、苏叶、前胡、半夏、桔梗、枳实、干姜、陈皮、当归、白芍、生地、人参、桑白皮、甘草、姜。水煎，空心服即愈。徐师方中去当归、白芍、生地、干姜，使用生姜。

第三十四症：患者经后腰腹疼痛，白带量多，头晕，倦怠不思饮食。先服木槿花散，次服固真饮主之。

木槿花散：白木槿花十朵（煨），甜酒送服。

固真饮：白术 18g（土炒），鹿角霜 30g，白扁豆（研）、芡实、山药、莲子各 30g，续断（盐炒）、补骨脂（盐炒）、杜仲（盐炒）各 18g，陈皮 12g，高良姜 9g，大枣 7 枚引。水煎，加酒送服。

按：《宁坤秘笈》第三十三：妇人白带，用白种鸡冠花煎老酒，服之即愈。

第三十五症：患者不论经之前后、胎前产后赤带俱现，赤带色似死猪槽头血，血量不多，小腹酸痛，口渴喜冷，小便短赤。宜侧柏叶丸主之。

侧柏叶丸：蜂糖 60g，黄芩、侧柏叶（煅）各 120g。炼蜜为丸，每服 9g，白开水下。

按:《宁坤秘笈》第五十一：胎前赤带，漏红如猪血水，日夜不止。其妇精神短少，急用侧柏叶丸。侧柏叶丸：侧柏叶、黄芩，炼蜜为丸，白滚汤（即开水）送百粒即愈。

第三十六症：患者鼓腹经来，停经 3 ~ 8 月，脐腹渐大如鼓，状似孕腹，但无滑脉，实热经来如涌。血中有胞，切开胞中，形如石榴子。须臾神志昏迷，面青肢厥，目闭口张，十人之中可救六七。宜生地十金汤加炒蒲黄救之，并用艾灸脐下三寸关元穴一百壮，血止即能复生。

生地十金汤：人参（蜜炒）、白术（土炒）、杭白芍（酒炒）、生地黄、黄芪、当归各 30g，川芎、茯苓、炒蒲黄各 15g，生姜 3 片，大枣 7 枚引。水煎，饭前服。

按:《宁坤秘笈》第三十五：经水来腹大如鼓，此症月水不来二三月以至七八月腹大如鼓，人以为孕一日，崩下血来，其胞血中有物如虾蟆子，昏迷不知人事。体壮者可服十全大补汤，体瘦者死。

第三十七症：患者经来血内有虫，脐腹小腹痛如针刺，宜先服追虫丸，后服建中丸二方主之。

追虫丸：麝香、千金子（炒砂）、槟榔、牵牛、红牙大戟各 3g，甘遂、芫花各 6g。焙研极细，末糊为丸，白酒送服。每服 1 丸，日服 2 次，每丸 9g，服药期间忌用甘草。

建中丸：炙黄芪 60g，肉桂、白芍（酒炒）各 18g，桂枝、炙甘草、炮姜各 9g，大枣 5 枚引。焙研极细，炼蜜为丸，开水送服，亦可水煎服。

按:《宁坤秘笈》追虫丸：续随子、槟榔、牵牛、大戟、麝香、甘遂、芫花。米糊丸如桐子大，每服 10 丸，酒送服。建中汤：白芍、黄芪、肉桂、甘草共为末，米汤送服即愈。徐师方中加用桂枝、炮姜、大枣以温中。

第三十八症：患者经后阳虚，微脉自汗，头晕身重，四肢困倦，胃不纳食，胸腹饱胀，心烦气短。宜真武汤加黄芪、白术、砂仁主之。

真武汤：黄芪 30g，杭白芍、桂枝 18g，茯苓、炮附片各 15g，白术 24g（土炒），陈皮 12g，丁香 6g，砂仁、炙甘草、干姜各 9g，大枣 7 枚。开水煎，饭前服。

第三十九症：患者经来遍身浮肿，乃行经时误涉冷水，误食酸冷及忧思过度，瘀血阻塞血营，血液运引不畅，四肢麻木，面青无华。宜通经丸主之。

通经丸：赤芍、莪术（醋炒）、三棱（醋炒）、当归、川芎、紫菀（蜜炒）、刘寄奴（酒浸）、穿山甲（酥泡）各9g。焙研极细，米糊为丸，每服15g，白酒送服，日服2次。

按： 通经丸为《宁坤秘笈》第三十八原方。

第四十症：患者血水崩，不在经期，忽出血流似水涌，血中有胞，有块，昏迷倒地，面黄无华，身出冷汗，宜先服胶艾汤；若血不止，再服十灰散救之。

胶艾汤：熟地黄60g，川芎12g，阿胶18g（炒），艾叶9g，大枣7枚引，水煎，饭前服。

十灰散：阿胶18g（炒），侧柏炭、棕榈炭、艾叶、百草霜各9g，红绫炭、血余炭各12g。焙研细，每服15g，开水送服。同时艾灸脐下三寸关元穴一百壮，血止不流。

按：《宁坤秘笈》第三十九：血水崩，此症宜用十灰丸，若久崩乃虚，宜用鸡蛋汤。若小肠痛，宜用加味四物汤。初起时，只用十灰丸。十灰丸：阿胶、侧柏叶、棕榈、艾叶、苎根、百草霜、绵绢、白茅根、丹皮、茜根各烧灰存性为细末，白滚汤送服。或用大小蓟各3g，用藕煎汤送服甚妙。徐师根据自己经验，对原书描述做了改动。

第四十一症：患者经来上热下寒，气上冲心，膈胁剧痛，痛若针刺，时痛时止，饥不欲食，食则吐蛔，口渴喜冷，痛时遍地乱滚。乌梅丸主之。炒黄柏、细辛、川黄连各9g，人参30g，桂枝18g，附片12g，当归15g，干姜6g，乌梅5枚，花椒6g引。吐甚，加白术15g，开水煎服。

第四十二症：患者经来忽后忽前，小腹中部在子宫部位，坚硬似石，为鹅蛋大小的血胞，手推不移，腹中疼痛，宜少腹逐瘀汤、莪术散、膈下逐瘀汤、八珍汤间隔水煎，饭前服。

少腹逐瘀汤：当归、生蒲黄各15g，五灵脂12g（炒），赤芍、官桂、延胡索（酒炒）各6g，干姜3g，没药3g，小茴香21粒。水煎，饭前服。

膈下逐瘀汤：五灵脂（炒）、丹皮、赤芍、甘草各9g，川芎、枳壳各6g，当归、桃仁、乌药、延胡索、香附（醋炒研）各12g，红花15g。水煎服。

八珍汤：熟地黄、人参各30g，白术（土炒）、杭白芍（酒炒）、茯苓、当归各 18g，川芎 15g，炙甘草 9g，炮姜 3 片，大枣 5 枚引。水煎服。

第四十三症：患者经来耳根红肿，头胀口渴乃胃火上熏，宜升银白虎汤主之。

升银白虎汤：石膏 24g，知母、甘草、升麻各 9g，金银花 15g，粳米 30g 引。水煎，饭前服。

第四十四症：患者经来痰厥夹痛，剧痛时四肢厥冷，动则晕眩欲吐，吐出冷痰涎后，痛感减轻，脉沉细而迟，舌苔滑润，胃中隐痛，项不强。宜天麻白术汤主之。

天麻白术汤：陈皮、天麻各 9g，法半夏、茯苓、白术、旋覆花各 12g，太子参 15g（米炒），开水煎服。

（二）种子主治方

归赤益母丸：治月经应期及前后相差二三日，久不受孕。此丸服后，百日受孕，屡试屡验。蜂糖 560g，益母草 240g，当归、赤芍、广木香各 90g，川芎 15g。焙研极细，炼蜜为丸，每服 15g，白酒送服。此方种子、催生、治产后腹痛俱效。

种子奇方：治月经应期，血色正常，久未受孕，百方已服不效，服此方每月 2 剂，2 ~ 3 月即能孕子。续嗣散在经未至之前四日服，红花续嗣散在月经正行之时服，每服加白酒 1 ~ 6g 调服。

续嗣散：归身（酒炒）、炒白芍、续断（盐炒）、香附、艾叶（炒）、杜仲（炒）、丹参各 18g，川芎、覆盆子（酒炒）、陈皮各 13.5g，熟地黄 24g，砂仁 12g（炒），炮姜 3 片，大枣 7 枚引。水煎加酒调服，此方在月经期前 4 天服。

红花续嗣散：月经正行时服。归身（洗）、炒白芍、续断（炒）、香附（炒）、杜仲（炒）、丹参各 18g，川芎、覆盆子（炒）、陈皮各 13.5g，砂仁 13.5g，苏木、红花各 12g。水煎加酒调服。

按：《宁坤秘笈》第九十一：凡人难得受孕，未期之时先服此方。白归身、川芎、熟地、白芍、覆盆子、川断、砂仁肉、香附末、杜仲、广陈皮、丹参、姜、黑枣。空心热服。临期，去黑枣、熟地，加红花、苏木、陈老酒，服二帖。

调经大造益胶丸：亦治身体素虚，月经不调，结婚几年到十几年都不受孕，此方调经种子，效验为神。米洋参、全当归（洗）、生地黄（洗）、益母膏、制香附各 120g，白豆蔻（炒）、玄参、阿胶各 90g，炒白芍、郁金、川芎、陈皮各 60g。焙干研细，炼蜜为丸，每服 15g，开水送服，日服 2 ~ 3 次。

（三）崩漏主治方

崩漏一症，不在经期，实热大量出血，来势急骤，叫做崩；血量不多，缠绵不止，及孕三四月，应期流血，淋漓不止，叫做漏。因在临床上常常有崩漏之并称，此以合并论述。

1. 血崩五方

棕榈炭散：用棕榈炭 30g 研细，每服 15g，白酒送服，或用白开水送服亦效。更用艾灸关元穴一百壮，其血即止。

胶艾汤：其效甚速，速服 5 次即止。熟地黄 60g，川芎 12g，阿胶 18g（炒），艾叶 9g，大枣 7 枚引。水煎，饭前服。

十灰散：治血崩神效。阿胶 18g（炒），柏叶炭、棕榈炭、荆芥炭、陈艾绒、百草霜各 9g，红绫炭、血余炭各 12g。研极细，每服 15g，开水送服。

鸡子汤：治血崩亦效。红鸡冠花 30g，焙研，开水煮蛋，服即止。玉簪花根 24g，洗净切细，炒鸡蛋，服亦效。

2. 胎漏主治方

乌金散：治胎漏流血不止。当归 24g，防风、厚朴、海金沙、僵蚕、小茴香、侧柏炭、川芎、百草霜各 15g，苍术 9g。焙研，每服 15g，米汤送服。

按：《宁坤秘笈》第四十九：胎前血漏，有孕红来如行经应期一至，此是漏胎，宜小乌金丸。小乌金丸：海金沙、僵蚕、侧柏叶、小茴香、百草霜、川芎、防风、当归、厚朴 苍术，用早稻米糊为丸，白滚汤送百粒。

（四）带下症主治方

带症：是妇女常见的疾病，尤其是妇女将要绝经的 40 多岁时，带病较多，分白带、黄带、赤带、青带、黑带五种。但在辨证施治方面，白带、赤带是临床上常见的疾病，其他三种极为稀少。

白带主治方：白木槿花十朵熬，甜酒送服。

固真散：鹿角霜、白扁豆、莲子、芡实、山药各 30g，麦冬 9g，续断 21g，陈皮 12g，补骨脂、杜仲各 18g，高良姜 15g 引。水煎，加酒少许调服。

闭日丸：治白带亦效。龙骨（煅）、牡蛎（煅）、海螵蛸各 30g，赤石脂 18g。研极细，炼蜜为丸，饭前白酒送服。

按：《宁坤秘笈》第五十：胎前带白，乃胎气虚弱，先用白扁豆花炒，酒送服，后用闭日丸即愈。闭日丸：龙骨、海螵蛸、牡蛎、赤石脂。米糊为丸，酒送百粒。

侧柏丸：治赤带色似死猪槽血，小腹刺痛，血量不多，小便短赤。蜂糖 60g，黄芩、侧柏叶（煅）各 120g，炼蜜为丸，每服 9g，白开水下。

益黄散：治黄带腰腹胀痛，渴不多饮，心烦头晕。山药、芡实各 60g，黄柏 9g（盐炒），车前子 4.5g，白果 10 枚（去壳），水煎，饭前服用。

（五）保胎主治方

保胎神效膏：治习惯性流产诸药不效，受孕 2 个月后，即将此膏贴在脐下一寸丹田之中，14 天换贴 1 次，贴到 8 个月，胎儿健全体壮，临产安全，屡试屡验。生地黄 24g，当归、益母草、枯芩各 30g，续断、白术各 18g，黄芪、白芍、肉苁蓉各 15g，甘草 9g，麻油 1500g，浸泡七日熬枯去渣滤净，加白蜡 30g，飞黄丹 15g，入油内熬至火候之时，再下飞龙骨粉 30g 调匀，将药滴到水内成珠不散，手搅绵轻为度，去除火源，用红缎摊成茶杯大小的药膏，用时烘软即贴。

育胎丸：治孕 2 ~ 5 个月的连续堕胎。在将堕半月内服漆绵炭 30g，白酒送服。待怀孕到 8 周时，即服此一二剂，即能保胎足月而生，母子安全无恙。当归、川芎、茯苓、熟地黄、阿胶、砂仁各 30g，香附、黄芩各 60g，白术 21g，甘草 15g。焙研米糊为丸，每服 15g，淡醋汤送服。

益母散：小产后 10 天内，服此方 1 剂，逐瘀生新，止腹痛。待怀孕三月，即服育胎丸，即保胎儿足月顺利降生。

保生汤：治孕妇感冒风寒，头痛身痛，咳嗽恶寒，全身疼痛及无痛，孕到 8 个月时，每 10 天服此方 1 剂，使母子安全，逢忧转乐。菟丝子饼、归身（洗）、川芎各 9g，炒白芍、川贝母各 6g，荆芥穗、甘草各 4.5g，炙厚朴、醋炒艾叶各 4.2g，枳壳 3.6g（炒），羌活、大枣各 3g，生姜 3 片引。水煎，饭前服。

连生饮：治孕至 9 个月横生倒产，即服此方一二剂，可安全分娩，杜绝逆产、横生等症。大腹皮（豆汁浸，水洗净）、人参、陈皮、紫苏、归身、白芍（炒）

各 6g，炙甘草 3g，葱 3 根，黄杨树头 7 段。水煎，饭前服。春加川芎 3g，夏加黄芩 3g，秋冬加砂仁、枳壳各 3g。

猪尿胞汤：治怀孕 2～3 月，每月服 1 次，保护胎儿足月顺生，安全无恙。雄猪尿胞 1 个，湘莲子 1 粒。将雄猪尿胞洗净，把湘莲子装入胞内炖，加盐服。

（六）妊娠主治方

妇女在妊娠期中，生理上有特殊的变化，较平时容易发生疾病，此时不仅有害妊娠健康，同时也会影响胎儿的发育。此病必须注意预防和治疗，特将妊娠期中治疗难病验方录列于后。

第一症：患者胎前恶阻，已婚的妇女经后 50 多天不来月经，寸关脉初滑，胃纳不佳，四肢困倦，厌油喜暖，恶心呕吐，腹中隐痛，流涎极多，就是早孕恶阻之状，宜和气饮主之。

和气饮：陈皮、桔梗、厚朴（炒）、小茴香（炒）、藿香、砂仁（炒）各 9g，苍术、木香各 6g，丁香、甘草各 3g，生姜 3 片，大枣 3 枚引，水煎服。

按：《宁坤秘笈》第四十一：胎前恶阻，此症胎前阻逆，不思饮食，腹中作痛，乃胎气不和，因而恶逆，宜用和气散加丁香、木香一剂而安。和气散：陈皮、桔梗、厚朴、益智、小茴香、藿香、甘草、砂仁、苍术、丁香、木香。水煎半碗，饱服。徐师去益智，变散为汤剂。

第二症：患者孕妇腰腿疼痛，头晕干呕，口干，五心烦热，小腹坠胀，腹中隐痛，宜大安胎散主之。当归 15g（酒洗），人参 30g，荆芥穗、续断（炒）、砂仁各 9g，炙甘草、桑寄生（酒浸）、白术（炒）、白芍（炒）各 12g，条芩（炒）、川芎各 6g，熟地黄 24g，生姜 3 片，大枣 7 枚引，水煎，饭前服用。

第三症：患者胎前潮热气痛，小便短赤，大便稀溏，口渴饮冷，乃热郁太阳经络，宜五苓散主之。赤茯苓、猪苓、泽泻、白术（炒）各 9g，桂枝 3g，水煎服。

第四症：患者胎前疟疾，舌苔白燥，舌中均匀铺开，舌边周围淡红润泽，脉弦，恶寒发热口苦，耳聋胁痛，宜草果饮主之。

草果饮：草果（研）、青皮、柴胡、黄芩各 9g，甘草 6g 引，水煎，饭前服。

按：《宁坤秘笈》第四十三：胎前寒热，胎前疟疾，小腹作痛，口燥咽干，乃受热更多，又伤生冷，阴阳不和，服草果散即安。草果散：草果、青皮、柴胡、黄芩、甘草，水煎空心服。

第五症：患者胎前子悬，乃胃火熏蒸，胎儿受热，上凑胸腹，胸满塞闭，昏迷不知人事。宜调中和气散、紫苏饮二方主之。

调中和气散：石膏15g，酒制大黄、枳壳、槟榔、生知母各3g，川黄连1.8g，黄柏1.5g（炒），柴胡0.9g，水煎服。

紫苏饮：当归18g（酒洗），陈皮、川芎各12g，杭白芍（炒）、苏梗各15g，大腹皮9g（洗），水煎，饭前服。

按：《宁坤秘笈》第四十四：孩子顶心不知人事，乃过食椒、姜、鸡肉，热毒积在胸中，如五六月盖絮被受热，乱动母胎，俱不安也。先用调中和气散，后用胜红丸，子母皆安。调中和气散：大黄、石膏、槟榔、枳壳、知母、黄连、柴胡、黄柏。水煎浓大半碗，空心服即愈。胜红丸：江子（去壳油，10粒）、百草霜共为细末，米糊为丸，白滚水送7粒。

第六症：患者胎前哮喘，寒邪闭郁，肺气不宣，体素虚者，服桔麦补中汤；体强壮者，宜服紫苏汤，再服小安胎散主之。

桔麦补中汤：人参30g，黄芪、当归各21g，白术18g，升麻、柴胡、陈皮、炙甘草各9g，五味子6g，桔梗、麦冬各15g，生姜3片，大枣5枚引，水煎服。

紫苏汤：紫苏、桔梗、枳实（炒）、大腹皮（洗）、当归（洗）、贝母（研）、知母各9g，桑白皮7.5g，石膏、五味子、甘草各6g，生姜3片引，水煎服。

小安胎散：治胎前头晕腹痛，及胎动不安，四肢困倦。当归（洗）、茯苓、人参、阿胶（炒）、生地黄各15g，八角、小茴香（炒）各12g，川芎、甘草各6g，生姜3片，大枣5枚引，水煎服。

按：《宁坤秘笈》第四十五：胎前气紧不得卧，此症过食生冷，兼有风寒中胃肺经生痰，宜用紫苏汤，又宜安胎散。紫苏汤：苏叶、桔梗、枳实、大腹皮、贝母、知母、桑皮、当归、五味子、石膏、甘草，水煎温服。安胎散：人参、生地、当归、阿胶（炒）、茯苓、小茴香、八角、川芎、甘草。水煎，空心服即愈。徐师方中用生姜为引以温中散寒，加大枣补中益气、养血安神、健脾和胃、缓和药性。

第七症：患者胎前衄血，脉微口干，小便短赤，发怒气粗，宜栀子清肝散主之。

栀子清肝散：焦栀子、枯芩、赤芍、侧柏炭、炒蒲黄各 9g，焙研极细，每服 9g，米汤送服，或开水送服。

犀角地黄汤：治鼻衄发狂，头痛口干，小便短赤。犀角 4.5g，生地黄 15g，栀子、桔梗各 15g，麦冬 12g，水煎服。

第八症：患者胎前痢疾，痛则不通，肛门胀痛，便中带血，或色似桃花脓，便量极少，解便困难，轻者甘草汤主之，重者活血调中汤主之，或两方兼服亦妙。

甘草汤：金银花 15g，雅黄连 6g（炒），甘草 3g，水煎服。

活血调中汤：当归、白术、赤芍、焦山楂各 15g，香附（炒）、陈皮、川芎、木香各 9g，炮姜 3 片，甘草 6g，水煎，饭前服。

第九症：患者怀孕 2～5 个月时，仍应期流血，血量较少，腰腹胀痛，1～2 天即止，称为胎漏，宜乌金散主之。

按：《宁坤秘笈》第四十九：胎前血漏，有孕红来如行经应期一至，此是漏胎。宜小乌金丸。乌金丸：海金沙、僵蚕、侧柏叶、小茴香、百草霜、川芎、防风、当归、厚朴、苍术。用早稻米糊为丸，白滚汤送百粒。

第十症：患者胎前白带，腰腹胀痛，头晕便频，脚胭胀痛，宜固真饮主之。

固真饮：鹿角霜、莲子、芡实、山药、白扁豆（研）各 30g，条芩 9g（酒炒），白术、麦冬各 15g，续断 21g，陈皮 12g，补骨脂、杜仲各 18g，高良姜 3 片引，水煎，加白酒少许调匀，饭前服。

第十一症：患者胎前黄带，腰腹胀痛，渴不多饮，心烦便频，芡实汤主之。山药、芡实各 60g，炒黄柏、炒车前子各 12g，白果仁 10 枚引，水煎，饭前服。

第十二症：患者胎前赤带，乃肾阴虚亏损，相火炽盛，导致虚火上攻，迫血妄行而成赤带，头眩而重，或大便秘结，及渴不饮，小便赤涩，六脉细数，宜侧柏丸主之。

侧柏丸：蜂糖 60g，黄芩、侧柏叶（煅）各 120g，炼蜜为丸，每服 9g，白开水下。

第十三症：患者胎前红白痢疾，大便时红时白或红白相兼，腹痛肛门坠胀，经量较少，宜活血清凉散主之。

活血清凉散：当归、白术、炒白芍各 12g，黄芩（炒）、黄连（炒）、泽泻、茯苓各 9g，槟榔、木香、甘草各 6g，水煎，饭前服。

第十四症：患者胎前咳嗽气紧，阴道流血，胸膈隐痛，五心烦热，宜补肺活血汤主之。

补肺活血汤：熟地黄 30g，归身、紫菀（蜜炒）、桔梗、麦冬、黄芩（酒炒）、天门冬各 18g，桑白皮 12g，杏仁、炙甘草、五味子各 7.5g，水煎服。

第十五症：患者胎前突然阴道流血，及跌仆损胎，腰腹胀痛，先服胶艾汤，次服小安胎散，二方主之。

胶艾汤：熟地黄 60g，川芎 12g，阿胶 18g（炒），艾叶 9g，大枣 7 枚引。水煎，饭前服。

小安胎散：当归（洗）、茯苓、人参、阿胶（炒）、生地黄各 15g，八角、小茴香（炒）各 12g，川芎、甘草各 6g，生姜 3 片，大枣 5 枚引，水煎服。

第十六症：患者胎前二便不通，乃气血不足，中气下陷，不能举胎，胎压膀胱，以致小腹滞涩，小腹胀痛，宜车前八珍汤主之。人参（炒）、白术（炒）、白芍（炒）、茯苓、当归各 15g，川芎、车前子各 12g，熟地黄、甘草各 6g。水煎，饭前服。

按：《宁坤秘笈》第五十四：胎前小便不通，此症名为转脬，急用车前八珍散。如八珍散不效，再用八味丸。车前八珍散：白茯苓、白术（土炒）、当归、川芎、人参、白芍、车前、熟地、炙甘草，水煎温服。八味丸：萸肉、泽泻、丹皮、附子、甘草、熟地、山药、肉桂，汤丸俱可用。

第十七症：患者胎前小产，怀孕 2～5 个月后的习惯性流产，宜益母丸、红绵散二方主之。

益母丸：益母草、全当归各 120g，焙研极细，炼蜜为丸。每服 15g，白开水送服。

红绵散：生红绵 30g，装入瓷罐内，石膏粉调稠蜜固罐口。将罐用火煅微红，取出红绵研细，分 2 次服完，白酒送服。

第十八症：患者胎前怔忡，乃肝虚血不养心，心常恍惚，自暴自弃，头晕目眩，健忘失眠，自汗不思饮食，宜朱砂汤主之。

朱砂汤：猪心一个（勿入水），朱砂 15g（研细），薄荷 6g，将猪心和薄荷炖，切成片，将猪心蘸砂服。

按：《宁坤秘笈》第五十六：胎前怔忡，心常恍惚，遍身烦热，乃气血衰弱受孕之故，宜用朱砂汤。朱砂汤：猪心一个，不下水，用水一碗煎汤，研朱砂3g，调服。徐师加了薄荷，用法也和原方不同。

第十九症：患者胎前腹水，胸腹膨胀如鼓，下肢微肿，面黄少食，乏力倦怠，白术五皮饮主之。白术18g（炒）、青皮、陈皮、大腹皮、茯苓皮、生姜皮、五加皮各12g。焙研极细，每服9g，米汤送服。

第二十症：患者胎前腹胀，四肢浮肿，脾肾俱虚，心悸自汗，四肢麻木胀痛，头晕胀满，五心烦热，胃纳不佳，健脾养心汤主之。

健脾养心汤：熟地黄、黄芪、炒酸枣仁、白术各15g，当归、车前子、茯苓、泽泻、柏子仁（炒）、砂仁（炒研）各9g，水煎，饭前服。

第二十一症：患者胎前血虚，头晕身疼，四肢无力，五心烦热，胸满少食欲呕，四物汤主之。当归21g，熟地黄30g，川芎、炒白芍各15g，生姜3片，大枣7枚，水煎，饭前服。

第二十二症：患者胎前阴唇红肿疼痛，乃胎气不运，肝火下降，宜诃子顺气散，服之立效。

诃子顺气散：诃子一大枚，冲（即捣）细，水煎服。

按：《宁坤秘笈》第五十九：胎前阴户肿，乃胎不运动而致，宜顺血散治之。诃子，用水一钟，煎2.1g，温服。

第二十三症：患者胎前流血动胎，病势危急，宜黄砂散主之。生地黄60g，砂仁30g（酒炒），水酒各半熬服，速服3次。并艾灸关元穴一百壮，其血即止胎安。

第二十四症：患者胎前腿脚疼痛，强直麻木，行步不随，宜乌药顺气散主之。

乌药顺气散：乌药、白芷、僵蚕、陈皮、枳壳各12g，炮姜、甘草、麻黄（炒）各9g，生姜3片，大枣7枚引，开水煎，饭前服。

第二十五症：患者胎前中风，突然晕倒，不知人事，牙关不闭，痰涎上壅，宜祛风化痰，排风汤、黄蜡膏二方主之。

内服排风汤：白术（炒）、当归（洗）、川芎、独活、防风、茯苓、白鲜皮、甘草各9g，麻黄6g（蜜炒），生姜3片引，水煎服。

外搽黄蜡膏：香油 18g，麻黄 6g，枯矾、黄蜡各 3g。将麻黄入油内熬枯，滤去渣，放入矾、蜡熔化，待冷拾起，瓶收贮，搽牙上即效。

按：《宁坤秘笈》第六十二黄蜡膏：黄蜡、枯矾、麻黄，以上各等分为末，共熔化擦牙上。排风汤：防风、白术、白鲜皮、甘草、川芎、当归、茯苓、独活、麻黄、姜、枣，水煎服。徐师去大枣。

第二十六症：患者胎前瘫痪，手足强直，乌药顺气散主之。乌药、白芷、僵蚕、陈皮、枳壳各 15g，生姜、羌活、甘草、麻黄（炒）各 9g，葱 3 根，大枣 7 枚引。

按：和《宁坤秘笈》第六十三同。

第二十七症：患者胎前肾虚，腰痛如折，宜烧腰散主之。雄猪腰 500g，补骨脂、银杜仲、青盐各 18g，将三味药焙研极细，猪腰切成四层入药在内。烧熟，饭前兑酒送服。

按：《宁坤秘笈》第六十四：胎前腰痛，此乃血荫胎，不能养肾，肾水不足，以致腰痛，宜用猪肾丸。猪肾丸：猪腰子、青盐（12g，入腰子内蒸，煨干为末）蜜丸，空心酒服即愈。徐师方中加杜仲、补骨脂以补益肝肾，强筋壮骨，调理冲任。

第二十八症：患者胎前头痛，脉数口干，发热便赤，风热感冒，宜芎芷汤主之。

芎芷汤：川芎、石膏、菊花、白芍、白芷、藁本、茯苓各 9g，细辛、甘草各 6g，葱 3 根，姜 3 片引，水煎服。

按：徐师据"胎前头痛，脉数口干，发热便赤"辨证为"感冒风热"，故在《宁坤秘笈》芎芷汤中加石膏清热宣散。

第二十九症：患者胎前肠鸣腹痛，腹泻绿水，渴欲热饮，头晕肠满，五心烦热，宜加味理中汤主之。人参 30g，白术、茯苓、芡实、白扁豆、山药各 18g，肉桂、木香、肉豆蔻、车前子各 9g，炮姜 3 片，大枣 5 枚引，水煎服。

第三十症：患者胎前气滞心痛，宜玄胡顺气散主之。

玄胡顺气散：五灵脂、草果、滑石各 12g，砂仁 6g，延胡索 3g（炒研），水酒各半煎服。

按：《宁坤秘笈》第六十七：胎前心痛不可忍，亦是胎气不顺，宜顺胎散治之。

顺胎散：草果、玄胡、五灵脂、滑石，酒煎，半饥服。徐师方中加砂仁醒脾安胎，恰到好处。

第三十一症：患者脾虚气血不足，头晕身疼，心悸气短，自汗潮热，面黄肌瘦，十全汤去肉桂加砂仁。黄芪 24g，熟地黄、人参各 30g，当归、白术、茯苓、杭白芍各 15g，川芎 12g，砂仁 6g，炙甘草 9g，炮姜 3 片，大枣 5 枚引，水煎服。

第三十二症：患者胎前大便不通，脐腹肛门胀痛，口渴小便短赤，宜清燥汤主之。

清燥汤：松子仁（炒研）、麻仁（炒研）、麦冬、生地黄各 15g，归身（洗）、杭白芍（炒）、瓜蒌仁各 12g，枳壳（炒）、黄芩（炒）、甘草各 6g，水煎加生蜜调服。

第三十三症：患者胎前红白痢疾，腹痛肛门坠胀，活血清凉散主之。当归（洗）、白术（炒）、白芍各 15g，黄芩（姜炒）、黄连（姜炒）、泽泻、茯苓、槟榔各 12g，木香 9g，甘草 6g，水煎，饭前服。

第三十四症：患者胎前气滞腹痛，宜砂术黄芩散主之。白术 18g（炒），砂仁 12g，黄芩 9g（炒）。研细，每服 9g，紫苏汤送服。

第三十五症：患者胎前血痢，便似桃花色脓稠黏液，里急后重，腹痛不通，连枳四物汤主之。川芎 15g，当归、生地黄、炒白芍各 18g，枳壳（炒）、黄连（炒）各 9g，水煎，饭前服。

第三十六症：患者胎前遍生疗疮，皮肤瘙痒，宜清热消风散主之。

清热消风散：当归、生地黄、防风、地肤子、知母、荆芥、胡麻仁（酒炒）白鲜皮（酒浸）、苍术各 12g，牛蒡子、石膏、金银花各 15g，甘草 9g，竹叶 7 片引，水煎，饭前服。

第三十七症：患者胎前全身瘙痒，未现疗疮，内服紫金花 60g，煮甜酒送服。外搽樟脑酒 60g，松节油 60g，调匀擦皮肤即愈，日搽 3 次。

第三十八症：患者胎前风热喉痛，饮水进饭俱痛，牛蒡子桔梗汤主之。防风、牛蒡子（酒炒）、玄参、麦冬、桔梗、甘草各 15g，水煎服。

第三十九症：患者胎前小舌下垂，饮食难下，宜少阴甘桔汤主之。桔梗 15g，甘草、川芎、玄参、陈皮、黄芩各 9g，柴胡 6g，羌活 4.5g，升麻 3g，葱 3 根，生姜 1 片引，水煎服。

第四十症：患者胎前肾火上炎，蒸津喉痛，进食不痛，长寿丸去丹皮加玄参主之。

加减长寿丸：熟地黄 30g，山药、山茱萸各 18g，白茯苓 15g，泽泻 6g，桔梗、麦冬、玄参各 12g，细辛 3g 引，水煎，饭前服。

第四十一症：患者胎前肾火上炎，夜间口渴，唇黑不焦，宜滋阴降火，知柏地黄汤主之。

知柏地黄汤：熟地黄 30g，山药 21g，山茱萸 18g，茯苓 15g，炒黄柏、炒知母各 9g，丹皮 3g，肉桂 6g 引，水煎，饭前服。

第四十二症：患者胎前脾血不足，脾火上炎，唇焦破裂，朝轻暮重，口舌生疮，知柏四物汤主之。川芎 15g，熟地黄 30g，当归、杭白芍（炒）各 18g，黄柏（酒炒）、知母（酒炒）各 9g，丹皮 3g，肉桂 4.5g，水煎服。

第四十三症：患者胎前咳嗽，带中带血，小便咳嗽时出血，乃胃火克金，宜补肺活血汤主之。

第四十四症：患者胎前半夜肠鸣腹泻，腹痛便溏，及泻绿水，宜健脾滋肾汤主之。人参 30g，白术（炒）、砂仁（炒）、肉豆蔻、五味子（盐炒）各 12g，炮姜 9g，炙甘草 6g，水煎，饭前服。

第四十五症：患者胎前浮肿，轻肿下肢，重则遍身俱肿，宜木通散、马兜铃汤二方主之。胎肿，名曰时气。

木通散：木通、苏叶、苍术、桑白皮（炒）、枳壳（炒）、黄芩、槟榔各 9g，诃子 6g，木香 4.5g，生姜 3 片引，水煎服。

第四十六症：患者子烦，胎前烦躁，狂言怒骂，数脉有力，口苦咽干，渴欲冷饮，及鼻衄频溢，宜凉血清肺，犀角散主之。犀角 4.5g，黄芩、地骨皮、麦冬各 9g，赤茯苓 7.5g，甘草 6g，煎汤吞犀角粉，饭后服。

第四十七症：患者子痫，胎前突然晕倒，口吐白沫，发出猪羊叫声，乃痰迷心窍，宜芩连四物汤主之。熟地黄 24g，当归、酒白芍、枯芩各 12g，白芥子 9g（炒研），川芎、川黄连各 6g，生姜 3 片不用引，水煎服。

第四十八症：患者子悬，胎儿上冲，上顶膈肌，腹满气塞欲死，宜紫苏汤主之。

　　紫苏汤：苏梗、当归（洗）、潞党参（炒）、大腹皮（洗）、陈皮各15g，酒白芍12g，川芎9g，甘草6g，生姜3片引，水煎服。

　　第四十九症：患者胎前衄血，口渴脉洪，鼻干头痛，宜麦冬清肺饮主之。生地黄、白芍、归身、麦冬、阿胶（炒）各15g，杜仲（炒）、枳壳（炒）、续断（炒）、枯芩各10.5g，砂仁6g引，水煎服。

　　第五十症：患者子淋，胎前小便频数，清长量多，小腹微痛，宜冬葵子汤主之。

　　冬葵子汤：冬葵子15g（炒研），桑白皮（炒）、茯神、归身（洗）、炒白芍各12g，蜜柴胡9g，水煎服。

　　第五十一症：治怀孕3～6个月的习惯性流产，此方在怀孕2个月时服，一直服到第7个月，保全母子平安。

　　参术安胎丸：生地黄120g，砂仁60g（二味同用酒蒸，九蒸九晒），归身（酒蒸）、白芍（酒炒）、白术（酒蒸晒5次）、条芩、续断（酒炒）、麦冬、杜仲（盐炒）、潞党参各90g，蜂糖1000g，共焙研极细，炼蜜为丸，每服15g，饭前砂仁汤送服，日服2次。

　　第五十二症：患者胎前内吹，浮肿，乳痛疼痛。先宜皂灰散服之，若不愈，再服解毒牛蒡子汤即愈。

　　皂灰散：猪牙皂2条，焙黄研细，白酒送服即消。

　　解毒牛蒡子汤：牛蒡子18g（酒炒），连翘、栀子、金银花、黄芩、黄连、瓜蒌仁、陈皮、甘草、山茱萸、天花粉、皂角刺、柴胡各9g，丝瓜络1个，洗后研，水酒煎服。

　　按：《宁坤秘笈》第七十二：胎前乳肿，或两乳或一乳肿痛作冷作热，名为内吹。用皂角一条烧灰存性，酒送服立消，不复发矣。

　　第五十三症：患者胎前阴门发痒，及性交过度，精蓄不流，宜川椒芷汤洗。花椒30g，白芷、蛇床子各60g，水煎熏洗。

　　按：《宁坤秘笈》第七十一：胎前阴门痒甚，此症有孕，房事不节，阳精留蓄，因而作痒，宜川椒白芷汤并洗之。川椒白芷汤：川椒、白芷，水煎服。渣煎洗之。徐师方中加蛇床子以燥湿，祛风，杀虫。

　　第五十四症：患者胎前阴虚盗汗，头晕耳鸣，五心烦热，多梦，渴欲热饮，宜内补黄芪汤主之。黄芪、人参、茯苓、当归、杭白芍（炒）各 15g，熟地黄 30g，炒酸枣仁、麦冬各 12g，远志、炙甘草各 9g，炮姜 3 片，大枣 5 枚引，水煎服。

第五十五症：患者胎位不正，胎儿横斜，腹中隐痛，内服葱砂汤，外灸至阴穴 3～5 日，胎儿身动转顺。

葱砂汤：葱 5 根，砂仁 12g（砂炒），煎汤服，并艾灸足小趾指甲边。

第五十六症：患者胎前双目红肿，目珠溃烂，痛似针刺，宜疏风清肝散主之。

疏风清肝散：川芎、当归、生地黄、荆芥、防风、菊花、栀子、薄荷、金银花、柴胡、连翘各 12g，甘草 6g，水煎，饭前服。

第五十七症：患者胎前白睛淡红，小眦胬肉攀睛，泪如豆浆，乃肺脾虚弱，虚火上炎，宜补肺散主之。

补肺散：当归、白术（炒）、白茯苓、阿胶（炒）各 18g，川芎、玄参、麦冬、菊花各 9g，生姜 3 片，大枣 5 枚引，水煎服。

第五十八症：患者胎前牙痛，牙龈红肿，及耳根红肿，升银白虎汤主之。

升银白虎汤：石膏 24g（研）、生知母、升麻、金银花各 15g，甘草 12g，粳米 30g 引，水煎，饭前服。

第五十九症：患者胎前肾火上炎，牙痛头晕，恶寒不渴，朝轻暮重，牙龈不肿，龈肉水红，渴欲热饮，石斛滋肾汤主之。

石斛滋肾汤：骨碎补（炒去毛）、枸杞、山药各 15g，生地黄、山茱萸、石斛各 9g，泽泻、甘草、升麻、白芷、细辛各 6g，生姜 3 片，大枣 5 枚引，水煎服。

第六十症：患者怀孕四五月，胎动不安，五心烦热，咳嗽鼻衄，痰中有血，乃虚火克金，宜安胎饮 3～5 剂即愈。

安胎饮：生地黄 15g，炒白芍、归身（洗）、麦冬各 12g，阿胶（炒）、杜仲（炒）、续断（炒）、枯芩、枳壳各 9g，砂仁 6g 引，水煎服。

第六十一症：患者胎前喉风，不论内外生疮喉肿，饮食难吞，宜清咽利膈汤主之。

清咽利膈汤：牛蒡子 18g（酒炒），连翘、栀子、荆芥、黄芩、黄连、防风、桔梗、玄参、金银花各 12g，薄荷甘草各 9g，灯心草七寸引，水煎服。

保生汤：怀孕 8 个月，每服此方 2 剂，保全母子安全。亦能治盘肠产，消除产后难病。

达生饮：怀孕 9 个月，服此方 1 剂，临产易生。大腹皮（洗）、人参、陈皮、紫苏、归身、白术、酒芍各 9g，炙甘草 6g，黄杨树尖 7 枚引，葱 3 根，水煎服。春加川芎，夏加黄芩，秋冬加砂仁及枳壳各 3g。

催生散：预防难产及横生倒生，孕已 8 个月，此方每月服 1 剂，足月易产，母子安全无恙。归身（酒洗）、川芎、杭白芍（酒炒）、炙甘草各 12g，枯芩 9g，大腹皮 6g，陈皮 4.8g，焙研极细，每服 9g，白酒送服，或水煎，饭前服。

（七）难产催生丹及主治方

黄豆字：牛屎中的黄豆拾起洗净、切开，半写"父"字，半写"子"字，将其合好，白开水送服即生。

桃仁字：用大桃仁一粒切开，半写"父"字，半写"子"字，将其合好，开水送服即生。

杏仁字：用杏仁一粒，去破尖，切开，半写"日"字，半写"月"字，将其合好，开水送服即生。

荷花字：取鲜荷花一瓣，中写"人"字，晒干研细，开水送服；或取小瓣写"人"字全吞。

伏龙散：治横逆难产及胎死腹中，灶心土 9g 水飞，或口吹灰烬，研极细，白酒送服即生。

羊血液：治症同上，疗效愈佳。新鲜羊血一碗，趁热服下即生，屡服屡验。

鱼胶七寸，用麻油灯火烧过，研细白酒送服即生。

霜芷散：治症同上，百草霜、生白芷各 15g，共研极细，每服 9g，童便和醋调匀，白开水送服即生。

佛手散：怀孕 5 ~ 8 个月时，因跌磕伤胎而致胎死腹中，头晕口噤不开，胸腹饱胀。服此方后，生胎即生，死胎即下。亦治横生倒产，产后腹痛，发热头痛等症。当归 24g，川芎 12g，水煎加白酒调服。

归芎芪留散：催生剂，难产、横生、倒生，胎死腹中，水煎连服 3 次即生，验效如神。当归 12g，川芎 15g，当归、炙黄芪各 12g，王不留行 9g，水煎服。

寒砂散：治症同上，此方只能外贴，不可内服。寒水石 120g（半生半煅赤），朱砂 15g，研现桃花色，极细为度，用开水调稠，摊贴脐中。每次用药 15g，热熨，药干后更换，不过 3 次即生。

芎归汤：治难产交骨不开，横生倒产，服之即下。当归、龟甲各 30g，川芎、血余炭各 15g，水煎服。

蓖麻雄砂散：治横生倒产，死胎不下，此药置脐中，热熨 1 小时即生。蓖麻仁 14 粒，明朱砂、明雄黄各 4.5g。先将雄黄、朱砂研细，再和蓖麻仁研成 1 丸，用花椒汤将脐中洗净，将此丸置于脐中熨热即生，一旦胎儿头娩出，急去此药。

油蜜酒：治难产及死胎不下。陈甜酒、芝麻油、生蜂糖各 30g，用开水调服，服完半小时即生。

蛇乳麝香膏：治难产死胎不下。头向下蛇皮全一条，酒洗，水透，烤黄，研细，麝香 0.9g，二味同研极细，人乳调成膏，摊贴脐中，温水袋熨热即生，胎头露出阴门，即去此膏，用时宜慎。

按：蛇乳麝香膏出自《宁坤秘笈》第七十七。徐师使用时结合实际，用温水袋熨热以助药力。

油茶散：治难产及死胎不下。雀舌茶（焙研）、芝麻油各 15g，二味调匀，滚水冲服即生。

黑神散：治难产，胎死腹中，二三日不下，胎出产母昏愦，胎衣不下等症，服之奏效如神。熟地黄 90g，当归、炒白芍各 60g，炒蒲黄 30g，黑姜、炙甘草各 9g，桂枝 15g，黑豆 250g（炒去皮）。焙焦研细，每服 15g，童便、白酒调匀送服，不过二服即效。

益母散：治水衣破后，一日半日不生，此方服之即下。益母草 12g，白芷 9g，滑石 6g，肉桂 4.8g，麝香 0.3g，焙研极细，用水送服，亦可水煎服。

龙虎散：治胎横倒产，胎死腹中，速服 3 次即下，极效。全龟甲 1 大块（酒炙 7 次），全蛇蜕 1 条（酒洗焙黄），蝉蜕 48 个（去足），血余炭 9g，滑石 6g。焙研极细，每服 9g，益母草汤送服。

按：《宁坤秘笈》用此方散剂，每服 6g，老酒送服。不饮酒者，用益母草煎汤送服更佳，立产。

胡氏保胎催生散：治难产横生倒生，死胎不下，服之即生。当归（酒洗）、川芎、菟丝子饼、黄芪各 12g，炒白芍、贝母（另包）各 9g，荆芥穗 7.5g，厚朴

（姜炒）、艾叶各 6g，甘草 3g，羌活、枳壳（炒）各 4.5g，生姜 3 片引，水煎，饭前服，连服 5 次即下。

银针刺法：胎儿倒产时，胎儿先娩出脚，银针用酒煮后，刺胎儿双足涌泉穴；浅刺后，搽上食盐，胎儿缩足转顺位，煎服上药即生。

（八）观察母子存亡气色法

凡难产者，必须先看产妇颜面气色及舌面形色。

产妇面青舌赤，产母必亡；产妇面赤舌青，胎儿必死；产妇面舌俱青，口流冷涎，母子双亡；产妇面赤舌青，腹冷如水，口出秽气，胎儿已死。

（九）胎衣不下主治方

益母芎归汤：治胎衣不下，极效。益母草、川芎各 12g，当归 9g，水煎加童便服用。

破灵丹：治败血凝结，胎衣不下，小腹胀痛。苏木、红花各 12g，水煎加酒送服。

按：《宁坤秘笈》芎归汤使用老酒煎服，徐师改为童便煎服，具有化瘀活血作用，此药在基层容易得到。

朝烂散：治胎死腹中，及胎衣一二日不下，服之极效。益母草 18g，当归 15g，川芎 12g，朴硝 9g，水煎服。

牛膝汤：治胎衣半日不下。牛膝 12g，芒硝 9g，水煎加童便服。此药连服 3 次，即服补血汤：黄芪 60g，全当归 30g，干姜 12g，大枣 7 枚引，水煎服。

当归牛膝汤：治胎衣不下，奏效甚速。当归 18g，牛膝、瞿麦各 12g，通草、滑石、冬葵子（炒）各 6g。水煎，速服 3 次即下。

异蛋散：治胎衣不下，连服 2 剂，必下，屡试屡验。无名异 12g（研细），鸡蛋白一个，入碗内调匀，用滚醋半茶盅冲服即下。

没竭散：治胎衣不下，屡用极效。炙没药、血竭各 9g，研极细，开水送服，胎衣坠下，即服补血汤（黄芪 60g，全当归 30g，干姜 12g，大枣 7 枚引，水煎服）7 剂。

（十）产后腹痛主治方

益母散：治产后恶露未尽，小腹胀痛，寒热交作。全当归、益母草各 30g，水煎服，忌铁器煎煮。

生化汤：治产后腹痛，寒热交作，当归 15g，川芎 9g，桃仁 3g，炮姜、炙甘草各 2.1g，水煎服。有火去姜，加益母草 3g；治口、血晕，加黑荆芥 3g；治多汗、不眠，加茯神、远志各 6g；治血燥便结，加肉苁蓉、火麻仁各 15g。

产后心腹俱痛，呕吐蛔虫，夜热口渴，饥不欲食，乌梅丸主之。人参 30g，桂枝 18g，黄连、细辛各 6g，附片 12g，当归 15g，黄柏、干姜各 9g，花椒 9g 引。开水煎，饭前服。

（十一）产后保健主治方

活血逐瘀汤：产后三日，服此方 1 剂，能解难病，平时少病。当归 18g，川芎、山楂炭各 9g，红花 6g，水煎服。

延年益寿丹：在产后半月内，服此方 1 剂，增强体质。熟地黄 30g，牛膝、茯苓、杜仲（炒）、麦冬各 12g，续断（炒）、白芍（炒）各 9g，莲子 20 粒，益母草 6g，灯心草 1.5g 引，水煎，饭前服。

益母丸：治产后气滞瘀凝，脐腹疼痛。益母草 240g，当归、赤芍、广木香各 60g，蜜为丸，米汤送服。

（十二）子宫脱出主治方

补中益气汤：阴道壁及子宫脱出，如鸭蛋大，白带频滴。此药内服，配合洗塞药，针灸兼施，疗效甚速。潞党参（另煎）、炙黄芪、当归、白术（炒）各 30g，炙甘草、炙柴胡、炙升麻、陈皮各 15g，炮姜 3 片，大枣 7 枚引。

外洗蛇床子汤：治子宫脱出及白带、黄带俱效。蛇床子、白芷各 30g，地肤子 15g，熬水熏洗阴门。

提宫丸：上药洗净后，将此药塞进阴道，一日一换，收缩子宫。枯矾、白矾、蛇床子、桃仁、五味子、雄黄各 30g，焙研极细，炼蜜为丸，黄矾为衣。每丸 24g，条形，塞进阴道。忌劳动出力。

黄蜡膏：蛇床子汤将子宫洗净时，将此膏涂宫上后，再塞提宫丸，帮助子宫收缩。麻油 500g，麻黄 60g，黄蜡 90g，枯矾 30g，将麻黄入油内浸泡三日，熬去渣，滤净入蜡矾熔化，收贮听用。

鲤鱼膏：治症同上。用鲤鱼一条，去肠肚烤焦研细，芝麻油搽宫上即愈。

注解：《宁坤秘笈》第八十三：产后子宫突出，用鲤鱼烧灰，调清油，搽之即愈。

针灸验方，穴位如下：气海、子宫、三阴交、关元、中极、足三里、大赫、归来、照海、肾俞、膀胱俞、次髎共 12 穴。

三消饮：治产后传染温病，头身俱痛，发热口渴，舌苔白厚或黄厚，以及中黄边白，四肢强直，皮肤尤热，日晡更盛。常用此方有特效。槟榔 18g，厚朴、杭白芍各 15g，石膏 24g，草果、知母各 12g，黄芩、柴胡、葛根、羌活各 9g，生姜 3 片，大枣 7 枚引。

注解：《温疫论》卷一：三消饮。组成：槟榔、草果、厚朴、白芍、甘草、知母、黄芩、大黄、葛根、羌活、柴胡。主治：温疫毒邪表里分传，膜原尚有余结，舌根渐黄至中央者。用法用量：加生姜、大枣，水煎服。徐师方中去甘草、大黄，加石膏。

（十三）产后昏迷主治方

姜术散：治产后中寒，牙关紧闭，面青口冷，四肢厥寒，及出冷汗。黑姜 12g，白术 21g，水煎加童便，连服 3 次即生。

按：《济阴纲目》卷十三：姜术散。白术、生姜，治产后更无他疾，但多呕逆，不能食，酒、水煎服。

失笑散：治产后瘀血冲心，心腹绞痛，神志昏迷。五灵脂 15g（炒），炒蒲黄 6g，生蒲黄 9g，焙研极细，每服 9g，白酒送服，并用韭菜熬醋熏鼻。

自拟方：产后虚脱，目闭口张，昏迷不醒，短气虚烦，自汗饥渴，渴欲热饮。炙黄芪 30g，桂枝 18g，白术 24g（炒），附片、杭白芍、茯苓各 15g，陈皮、砂仁、炙甘草、干姜各 9g，大枣 7 枚引，开水煎。

（十四）无乳主治方

涌泉汤：治无乳及乳汁缺乏。当归、川芎、通草、麦芽、木通根、炮穿山甲各 9g，瞿麦穗 3g，水酒各半煎服。

通脉汤：治乏乳少乳（用此方法炖肉吃效果不好）。黄芪 30g，当归 15g，白芷、通草各 9g，炖七孔猪脚极妙。又方，花生米 500g，舂细炖羊杂俱效。

按：通脉汤出自《沈氏经验方》。而花生米舂细炖羊杂为徐师所加。

脓浆饮：治症同上。甜豆浆一碗，甜酒一杯，红砂糖 60g，煮蛋服，食半月乳多。外敷回阳玉龙膏，敷乳痛、乳肿，诸症百毒速敷七日痊愈。草乌、姜黄、赤芍、生南星、白芷各 60g，肉桂 30g，研细，水酒调敷之。

通草汤：通草 60g，炮穿山甲 30g，川芎、甘草各 3g，猪脚 1000g，炖服。

牡蛎散：牡蛎 30g（煅），知母、贝母各 15g，焙研极细，饭后猪蹄汤送下，每服 12g。

（十五）乳痈乳肿主治方

解毒牛蒡子汤：治乳痈乳肿，已成即溃，未成即消。牛蒡子 18g（酒炒），连翘、栀子、金银花、黄芩、黄连、瓜蒌仁、陈皮、甘草、天花粉、青皮、皂角刺、柴胡各 9g，丝瓜络 1 个（洗净烤黄），水酒煎服。

复元通气散：治乳痈乳肿，耳鸣耳聋。青皮、陈皮各 24g，金银花 18g，连翘、生甘草、炙甘草各 9g，炮穿山甲、瓜蒌仁各 12g，酒水各半煎服。

蒲公英散：治乳痈乳疽初起，服之即消，外敷回阳玉龙膏。鲜蒲公英、鹿角霜、白芷、苏梗、橘子叶各 9g，葱 3 根，丝瓜络 1 个烤黄，水酒煎服。

银花散：治乳病初肿，服之即消。金银花、蒲公英、泽兰叶、生甘草各 9g，水酒煎服。

皂角炭：治乳肿乳痈内吹、外吹初肿，牙皂 1 条烤黄研细，白酒送服。

天葵子散：治乳岩红肿焮痛，服 3 剂即愈，紫背天葵子 60g，微炒研细，每服 9g，白酒送服。

拔毒散：治乳岩溃后，此药服下，化腐生肌。郁金、金银花、胡桃肉、连翘、贝母各 9g，水酒煎服。

代刀散：乳脓胞及诸疮百毒脓胞，服之自溃。黄芪、皂角刺各 30g，甘草、乳香（炒）各 15g，研细，每服热酒送服。

透脓散：亦可代刀切口，此药服之，自穿流脓。黄芪 18g，川芎 15g，当归 12g，皂角刺 9g，炮穿山甲 6g，水酒煎服。

按：透脓散出自《外科正宗》卷一。

化腐生肌散：凡一切溃脓伤口，搽此药，提脓拔毒，化腐生肌，易敛易愈。红粉、轻粉各 30g，血竭 12g，朱砂 9g，冰片、琥珀各 6g，麝香 1.5g。共研极细，用纱布包成药条，塞入伤口内，引脓外流，一日一换。

生肌玉红膏：上药搽二三日后，换搽此药生肌敛口。大麻油 500g，当归、白蜡、甘草各 30g，白芷 15g，轻粉、血竭各 12g，紫草 6g。先将当归、紫草、甘草三味入油内浸七日，文火熬枯，去渣，入蜡熔化，待欲凝时，入轻粉调匀，收瓶内听用。

通窍内消散：治乳肿初起，服之即消。白芷梢、猪牙皂炭各 12g，北细辛 7.5g，焙研每服 9g，白酒送服，汗出即愈。

瓜蒌酒：治乳肿初起，服之即消。大瓜蒌 1 个研细，当归、甘草各 15g，炒乳香、炙没药各 6g，水酒各半煎服。

鹿角散：治乳肿初起，服之即消。鹿角尖 15g，烤黄研细，每服 7.5g，白酒送服。

回乳方：麦芽 30g（炒），茯苓、当归各 15g，牛膝 9g，水酒煎服。

隔乳方：焦栀子 7 个，雄黄、朱砂各 4.5g，轻粉 3g。研细调香油，搽在小儿两眉，睡熟时搽，醒来自不吃乳。

（十六）产后腹泻主治方

九气饮：治腰腹疼痛，肠鸣口渴，腹泻绿水，食后干呕。熟地黄 30g，干姜、附片、补骨脂各 18g，吴茱萸、车前子、肉豆蔻、五味子、炙甘草各 9g，高良姜 15g，大枣 5 枚，水煎，饭前服。

按：九气饮出自《医学集成》卷一。徐师去原方荜茇，加车前子分消二便，妙。

加味理中汤：治谷道火衰，渴欲热饮，肠鸣腹鸣，五心烦热。党参 30g，白术、茯苓、附片、肉桂各 15g，木香 9g，肉豆蔻、车前子各 12g，干姜 9g，大枣 5 枚引，水煎服。

活血调中汤：治产后腹痛，腹胀不通，红白痢疾，便量不多，渴欲热饮。当归 18g，炒白芍 15g，白术 12g，炒香附、陈皮、川芎、木香、焦山楂、砂仁各 9g，炮姜、甘草各 3g，水煎，饭前服。

加味芍药汤：治产后红痢，里急后重，腹痛不通，便似桃花脓。炒白芍 18g，厚朴（炒）、黄连（炒）、当归、青皮、枳壳、苦参、木香、地榆、槐花（炒）、黄芩（炒）各 12g，酒制大黄、甘草各 6g，水煎服。

炮穿山甲散：治积食不化，久成血痢，里急后重，腹痛不通，炮穿山甲 18g，研细，分 3 次用酒吞服。

（十七）产后大便不通主治方

肉苁蓉润肠汤：治产后血虚，肠燥便结，渴不欲饮，五心烦热。肉苁蓉（洗）、熟地黄、当归（洗）各 30g，人参 15g，水煎，饭前服。

地云养阴汤：治肾水枯涸，大便不通。熟地黄、肉苁蓉各 30g，水煎加生蜜服。

焦麦饮：治产后积食不化，大便不通。麦芽 18g，炒焦研细，温酒送服即通。

（十八）产后血晕主治方

半夏丸：治产后血晕，突然倒地，牙关不闭。生半夏 9g 研入鼻中，霎时清醒。

蒸醋熏鼻法：治产后血晕，熏之立醒。韭菜 120g，醋 500g，熬滚烫韭菜熏鼻即醒。

花蕊石散：治产后血晕亦效。花蕊石 6g，烧红酒淬 7 次，研细，童便送服即效。

郁金散：治产后血晕，疗效亦好。郁金 9g，煅炭存性，研细，温醋送服立醒。

佛手散：治产后血晕，奏效甚速，服之立醒。当归 30g，川芎 18g，水煎服。

失笑散：治血晕，亦治心腹绞痛。五灵脂 15g，炒蒲黄 12g。水煎加酒送服；亦可研细，用白酒吞服。

活血散：治血晕心腹绞痛，服之立愈。煅没药6g，血竭3g，研细白酒送服。

清神汤：治产后血晕，不知人事。当归15g，川芎9g，黑荆芥6g，水煎加童便服。

增损四物汤：治症同上。当归15g，川芎、杭白芍各9g，人参30g，炮姜、炙甘草各6g，水煎服。

按：增损四物汤出自《产宝诸方》。徐师去原方熟地黄、麦冬、枳壳，改生姜为炮姜，既能温中，又能引血以归气，同时免气滞滋腻。

（十九）产后中风主治方

养血祛风散：治产后中风，手足瘛疭，口眼歪斜，项背反张，昏迷不醒。当归身、黑荆芥各9g。研细，用童便兑开水调稠，再用白酒送服。

蝉蜕定惊散：治中风不语，脊背弓张。蝉衣250g，研细，水煎，加酒送服极效，并治破伤风。

（二十）产后疟疾主治方

柴胡芎归汤：治产后疟疾，头疼身痛，发热恶寒，口渴喜冷，小便时清时黄，苔白边红，皮肤蒸手，脉弦。当归15g，白术、白芍各12g，青皮、茯苓、川芎、柴胡各9g，甘草3g，生姜3片引，水煎，饭前服。

按：《万病回春》卷三柴胡芎归汤。柴胡、桔梗（去芦）、当归、川芎、芍药、人参、厚朴（姜汁炒）、白术（去芦）、干葛、茯苓（去皮）、陈皮、红花、甘草。主治夜间阴疟。徐师方中去桔梗、人参、厚朴、干葛、陈皮、红花，加青皮。

驱疟汤：治寒热交作，头疼身痛，咳嗽稠痰，渴欲热饮，服之立效。苍术21g，茯苓、法半夏各15g，青皮、槟榔、厚朴、柴胡、威灵仙各9g，甘草6g，草果9g，生姜3片，开水煎服。

按：驱疟汤出自《医统》卷十二。原方有陈皮、人参、白术、高良姜。徐师为用，另加威灵仙祛风除湿，通络止痛。

柴胡桂枝汤：治产后疟疾夜重日轻，寒热交作。柴胡、黄芩、陈皮各9g，法半夏、杭白芍各15g，茯苓、桂枝各12g，甘草6g，生姜3片，大枣3枚，水煎，饭前服。

鳖甲散：治产后气血双虚，久疟不愈，寒多热少。人参30g（炒）、白术、杭白芍、黄芪各15g，鳖甲12g（炙），川芎、草果、槟榔、厚朴各9g，乌梅3枚，生姜3片，大枣3枚引。

（二十一）产后咳嗽主治方

桔麦补中汤：治产后头身俱痛，咳嗽汗出。人参30g，黄芪、当归、白术各18g，柴胡6g，升麻、陈皮、炙甘草各9g，生姜3片，大枣5枚引。

青龙附子细辛汤：治咳嗽久年不愈，产后愈重。附片90g，干姜、茯苓各24g，桂枝15g，前胡、法半夏各12g，麻黄（炒）、陈皮、甘草各9g，细辛6g，开水煎，日服2次。

黄芪鳖甲汤：治产后肾虚，咳嗽声重，痰难吐出，夜重日轻，胃不纳食，渴欲热饮。核桃仁（炒研）、熟地黄、川芎各30g，炙黄芪21g，当归18g，巴戟天、法半夏各15g，鳖甲、云参、陈皮各9g，干姜、五味子、炙甘草各6g，大枣5枚，乌梅3枚。

六君五味子汤：治脾虚咳嗽，早晚咳甚，日中减轻，四肢困倦，咳吐白痰。法半夏21g，陈皮、茯苓、白术、麦冬各15g，胆南星3g，人参30g，桔梗18g，甘草12g，五味子9g，粟壳6g，干姜3片，大枣7枚引。

（二十二）产后咳血主治方

补肺活血汤：治肺燥咳吐血痰，及咳嗽阴道流血、咳嗽衄血等症俱效。水煎，饭前服。

阿胶止血汤：治产后脾虚，血淋不止及半月后恶露不尽，突然血崩不止等症。熟地黄30g，川芎、阿胶、焦荆芥、当归各9g，地榆15g，水煎服。

胶艾四物汤：不论胎前、产后血流不止，服之即止，并能安胎。

凉血荆芥汤：治产后血流不止，气血双亏，唇口燥裂，渴不欲饮。黄芪60g，当归、人参各30g，焦荆芥、炒蒲黄各9g，水煎，饭前服。

（二十三）产后难病主治方

莲子饮：产后口渴，饮水极多。湘莲子15g研细，开水吞服即止。

补脬饮：治产后阴门不闭，熏洗即闭。蛇床子120g，水煎熏洗。

（二十四）产后五淋证主治方

紫荆皮饮：不论热淋、冷淋、气淋、血淋、石淋等证俱效。紫荆皮90g，水酒各半煎服。

萆薢分清饮：治膏淋，心肾虚寒，产后小腹胀痛，阴道刺痛，小便色似脂膏。益智仁30g，车前子、甘草、萆薢、乌药各15g，石菖蒲9g，开水煎，加盐少许调服。

车前子汤：治石淋，腹胀如鼓，小便不通，尿中有石砂。车前子120g，纱布包，水煎服。

滋肾利水汤：治劳淋，虚劳便结，立时便结，仰卧自流，小便清长，头晕气短。熟地黄30g，山药、山茱萸、茯苓各15g，附片、海金沙各12g，车前子、丹皮、泽泻、木通各9g，水煎，饭前服。

赤芍归尾汤：治血淋，瘀血蓄积膀胱，小腹胀痛，尿似血水，或溲鲜血。赤芍、归尾、茯苓各12g，海金沙、滑石、牛膝、车前子、焦栀子、桃仁各15g，甘草9g，水煎服。

龙胆泻肝汤：治热淋，口渴，便黄短少，小腹胀痛，两手尺脉弦数有力，及下疳疮俱效。龙胆草、连翘、生地黄、泽泻、车前子各12g，木通、归尾、栀子、甘草各9g，黄芩6g，黄连3g，水煎服。

海金沙散：治气淋，倦怠不思食，溺涩便溲。海金沙18g，猪苓、泽泻、赤茯苓、车前子、滑石、木通、白术各12g，肉桂3g，甘草6g，水煎服。

按：《普济方》卷二一四：海金沙散。组成：泽泻、滑石、猪苓、海金沙、石韦、净肉桂、白术、甘草、赤茯苓、芍药。徐师方中去石韦、芍药，加木通。

全生至宝丹能治症列于后：全生至宝丹，专治难产及产后一切难病，服之极效。当归、香附、乌药、人参、茯苓、炒白芍、陈皮、甘草、木香、白术、熟地黄、青皮、苍术（炒）、五灵脂（炒）、山茱萸、三棱、桃仁、羌活、木瓜、地榆各15g，高良姜12g，川芎、牛膝、生蒲黄各30g，乳香、没药各3g，焙研极细，大黄膏为丸，为弹子大，每服2丸，以白酒化服。大黄500g，清凉水五大碗，熬至一半，去渣滤汁。苏木90g研细，炒黄入好酒60g，浸干，加水煎浓去渣，红花 90g 炒黄，加好酒 500g 浸欲干时加水煎浓，黑豆 1500g 淘净，熬浓去渣取汁。制法：先用米醋四碗，文武火熬成膏；次下红花黑豆苏木汁，文火熬稠，再加大黄膏调匀后，方入群药和匀揉搓为丸，为弹子大。每服 2 丸，甜酒送服。

至宝丹治症：催生用 1 丸，葱 3 根煎汤加白酒送服，即生。横生倒产，胎衣不下，盐汤送服 1 丸。胎死腹中，车前子 18g，煎汤，兑白酒送服三丸。产后血晕，白芍、菊花各 1.5g，煎汤化服 1 丸。产后阴道及子宫疼痛，砂糖水化服 1 丸。产后恶心呕吐，乌药 3g 煎汤，化服 1 丸。产后太阳中风证，桂枝 3g，煎汤化服 1 丸。产后中寒，恶寒发热无汗，麻黄 3g，煎汤化服 1 丸。产后恶露不止，潮热背痛，衄血发斑，面黄口干，甜酒汤化服 2 丸。产后疟疾，白酒化服 1 丸。产后瘀血攻心，狂言谵语，神志昏迷，灯心草 6g，川黄连 1.2g，煎汤化服 1 丸。产后四肢浮肿，开水化服 1 丸。产后喉嘶声哑，甘草、桔梗各 1.5g，煎汤化服 1 丸。产后痢疾，山楂 9g，煎汤化服 1 丸。产后二便不通，及血淋、热淋等症，木通 3g，煎汤化服 1 丸。

清肺祛风散：治产后风邪侵袭，肝肺积热，颜面粉刺布满。连翘、川芎、白芷、荆芥、黄芩、黄连、桑白皮、栀子各 9g，贝母、甘草各 6g，水煎不拘时服。

（二十五）产后中寒腹痛主治方

救脏汤：治产后中寒，脐周疼痛，腹现青筋，白术、人参、当归各 30g，附片 15g，炙甘草、肉桂各 9g，水煎服。

返魂汤：治寒邪犯心，胃气将绝，心痛欲死，上吐下泻，针灸针消毒后，将巨阙穴刺出黑血，急服此药，即能苏醒。白术 60g，人参 30g，附片 21g，茯苓、高良姜各 15g，丁香 9g，开水煎服。

温肾活肝汤：治寒化肝肾，手足八甲俱青，两胁剧痛，倦怠而卧。白术 60g，熟地黄、当归各 30g，人参、山茱萸各 15g，肉桂、附片各 9g，开水煎服。

济云丹：治寒邪直中少阴，鼻塞，全身尽黑，面青，舌短里缩，腹痛欲死。白术 90g，人参、肉桂各 18g，附片 15g，干姜 12g，大枣 7 枚引，开水煎服。

导滞汤：治寒邪侵犯厥阴，腹痛达腰，肢厥冷汗，荔枝核 30g，小茴香、木香、丁香、延胡索各 12g，肉桂、高良姜各 15g，吴茱萸 6g，水煎服。此方治寒疝腹痛亦效。

荡寒汤：治寒中少阴，毒流脾胃，四肢厥冷，面目手足青黑，神志昏迷，心腹微痛。人参、白术各90g，高良姜、附片各15g，开水煎服。

加减真武汤：治心脾俱寒，头晕目眩，心悸自汗，脑满短气，发热恶寒。黄芪30g，桂枝、附片各18g，白术24g，杭白芍、茯苓各15g，陈皮12g，砂仁6g，甘草9g，生姜3片，大枣7枚引，开水煎。

（二十六）产后喉痛主治方

养阴清肺汤：治喉痛咳嗽，及白膜初起，服之即愈。生地黄、麦冬各15g，玄参、杭白芍、桔梗各12g，贝母9g，丹皮、泽泻各6g，水煎服。

诃子饮：治凉寒侵肺，喉嘶声哑。诃子30g（研），木香21g，甘草15g，生地黄9g，水煎淬炭服。

苏荷桔梗汤：治喉嘶声哑，咳吐稠痰。苏荷、牛蒡子（酒炒）、防风、玄参、桔梗、麦冬各12g，甘草9g，水煎淬炭服。

发音汤：治声嘶。桔梗、甘草、乌药、乌梅各9g，水煎服。

另记：

禹功散：治小便不通，小腹胀痛，痰饮阻塞，服之即通。炒栀子、陈皮、法半夏、赤茯苓、猪苓、泽泻、白术、木通各12g，条芩、升麻、甘草各6g，水煎，饭前服用。

按：禹功散出自《寿世保元》卷五。

当归羊肉汤：治产后潮热盗汗，肢体疼痛。当归、黄芪、人参、生姜各60g，炖膻羊肉服用。

痛经散：治产后余毒，眼生翳障。当归、川芎、生地黄、杭白芍、防风、菊花、粉葛、蝉蜕、天花粉、谷精草各9g，水煎服。外吹药，轻粉、黄丹各6g，右眼吹左耳。

二、内科

（一）发表主治方

柴胡桂枝汤：治小儿大人发热，日轻夜重，口渴，舌苔白薄布满，舌边周围剩韭菜叶宽一条红嫩无垢，干呕耳聋胁痛，小便黄，为少阳症，病邪在半表半里，此方和解法。

桑菊饮：治风热束肺，鼻阻咳嗽，白睛发红，发热微恶寒，此方轻宣肺气。桑叶、菊花、杏仁、桔梗各9g，芦草根、连翘、薄荷、甘草各6g，葱姜各三件引，冷水煎服。

桂枝杏仁汤：治小儿高热，手足抽掣，面色青黄，口周发青，舌苔灰白，指纹浮青，胸脘饱胀，咳嗽喘急，啼哭不止。桂枝、白芍、甘草、厚朴、前胡各6g，僵蚕9g，生姜3片，大枣3枚引。

人参白虎汤：治温邪乘肺，不论大人小儿，高热气喘，汗出口渴，鼻孔扇张。人参、石膏各30g，知母15g，甘草9g，粳米30g引。

参麦救肺汤：治小儿风热乘肺，高热，两眼半开，鼻扇口张，气出不还，腹泻清水，胸胁极热，两足厥冷，立待死亡（西医诊断为肺炎）。此方有起死回生之功，余用20多年，救人甚多，故记于此。人参60g，麦冬、杭白芍各15g，石膏24g。水煎服，不用引。竹沥汁一茶杯。临服加入竹沥一勺。

元参清肺饮：治小儿高烧，喉鸣如解锯声，痰涎壅盛，两足厥逆，鼻孔扇张，齁喘咳嗽。陈皮、茯苓、桔梗、桑白皮、玄参、柴胡、麦冬各12g，薏苡仁、人参各9g，甘草、槟榔各9g，生姜一小片引。水煎服，临服加童便一勺，再用吴茱萸60g冲细，调醋另包涌泉穴四日，时时用醋浸之。

按：《外科正宗》卷二元参清肺饮。玄参、银柴胡、陈皮、桔梗、茯苓、地骨皮、麦冬、薏苡仁、人参、甘草、槟榔。徐师方中去银柴胡、地骨皮，加用柴胡、桑白皮。

小青龙汤：治风寒束肺，发热恶寒，鼻阻流清涕，头疼身痛，喘咳干呕，渴欲热饮。麻黄、细辛、五味子各9g，桂枝、法半夏各18g，杭白芍、桔梗各15g，甘草12g，干姜6g，大枣5枚引，水煎温服，汗出即愈。

葛根汤：治风寒束于太阳及阳明经络，头项强直疼痛，转动困难，牵引肩背疼痛，如同"落枕"。粉葛60g，麻黄12g，桂枝18g，杭白芍15g，甘草9g，生姜3片，大枣7枚引，水煎，饭后服用，连服3次，汗出即愈，此方服后，汗出不止，头晕心烦，即服术附黄芪建中汤。

按：葛根汤和《伤寒论》同。

术附黄芪建中汤：治表虚自汗，头痛身热。黄芪 30g，白术、桂枝各 18g，附片、栀子各 15g，甘草 9g，生姜 3 片，大枣 21g。

（二）表里兼病主治方

补中益气汤：治阳虚外感，脉洪大无力，舌苔白微燥，头疼身痛，声高作喘，身热，心烦口渴，补中益气汤主之（为表实里虚）。黄芪、党参、当归、白术各 15g，升麻 12g，柴胡、陈皮各 9g，甘草 6g，生姜 3 片，大枣 2 枚引。

大温中饮：治阴虚外感，脉细数，胁满恶寒，头疼身痛，倦怠唇干，宜大温中饮治之（为表寒里热）。熟地黄 30g，当归、人参、桂枝各 18g，麻黄、柴胡、炙甘草各 12g，生姜 15g，大枣 3 枚引。

再造散：治里虚表寒，脉迟而涩，舌上无苔，额痛，恶寒咳嗽，鼻孔淡红，清涕不止。党参、黄芪、桂枝各 18g，附片、白术、栀子、羌活、防风、生姜各 15g，细辛 6g，甘草、川芎、麻黄各 9g，蔓荆子、桔梗、白芷、麦冬各 12g，大枣 5 枚引。

五积散：治表寒腹泻，脉沉细而迟，舌苔滑无苔，头额痛，眼眶酸，鼻阻清涕，咳嗽恶寒，腰背酸痛，五积散主之。苍术 18g，茯苓、桂枝、高良姜各 15g，当归、川芎、杭白芍、麻黄、肉桂、枳壳、厚朴、白芷、法半夏、陈皮各 12g，甘草 9g，枣葱姜适量。

桂枝大黄汤：治表虚里实，自汗口渴，腹痛胀满，大便不通，宜桂枝大黄汤主。桂枝、杭白芍各 15g，甘草、芒硝、大黄各 9g，柴胡 6g，姜枣引。

按：《寿世保元》桂枝大黄汤用桂枝、大黄、芍药、甘草、枳实、柴胡。

防风通圣散：治表里俱实，脉实有力，舌燥口干，头身俱痛，壮热气粗，腹满胀痛，大便不通，宜防风通圣散主之。防风、大黄、荆芥、黄芩、栀子、连翘、桔梗、牛蒡子、杭白芍各 12g，黄连、芒硝、川芎、甘草、薄荷各 9g，石膏 15g，滑石 24g。

大柴胡汤：治少阳与阳明合病，脉弦洪大有力，舌苔黄厚而燥，寒热往来，口苦干呕，胸满腹痛，大便不通，宜大柴胡汤主之。柴胡 18g，黄芩、法半夏、芍药、大黄各 12g，枳实 15g，生姜 3 片，大枣 5 枚。

参麦石膏汤：治表实里虚，发热口渴，上热下寒，气喘水滞，神志昏迷，两眼半开，宜参麦石膏汤主之。人参 30g，麦冬、杭白芍各 15g，石膏 18g，竹沥汁一勺引。

内疏黄连汤：治表里俱热，脉数，舌燥口干，头身疼痛，烦躁呕吐，狂言谵语，二便不通，宜内疏黄连汤主之。大黄、黄芩、黄连各 9g，薄荷、栀子、连翘、当归、白芍、木香、槟榔、桔梗各 6g，甘草 3g，水煎加蜜服。

按：出自《外科心法》卷七内疏黄连汤。黄连、芍药、当归、槟榔、木香、黄芩、山栀子、薄荷、桔梗、甘草、连翘。清热解毒，消肿散结。治疮疡热毒炽盛，肿硬木闷，根盘深大，皮色不变，呕哕烦热，大便秘结，脉象沉实者。

加味真武汤：治表里俱虚，潮热口微渴，头身俱痛，自汗虚烦，懒言倦怠欲寐，宜加味真武汤主之。桂枝、黄芪各 18g，附片、杭白芍、茯苓各 15g，陈皮 12g，白术 21g，砂仁、甘草、生姜各 9g，大枣 3 枚引。

六味地黄汤：肾水不足，头晕目眩，腰膝酸痛，骨蒸微渴，及热极损阴、亡血等症皆可服之。熟地黄 24g，山药、山茱萸各 18g，茯苓、丹皮各 12g，泽泻 6g，不用引。

（三）调理温补主治方

四君子汤：治中气不足，面白语轻，耳鸣不食。人参、白术、茯苓、甘草、生姜、大枣六味。

五味异功散：治脾虚少食，四君子汤加陈皮。

六君子汤：治脾虚痰饮，潮热夜烦不眠，即五味异功散加法半夏。

香砂六君子汤：治脾虚胃寒，上吐下泻，即六君子汤加藿香、砂仁。

六君五味子汤：治脾肺俱虚，咳嗽日轻夜重，面黄潮热，咯白色泡沫痰。陈皮 12g，法半夏、茯苓、党参、白术、桔梗、麦冬各 15g，甘草 9g，五味子 6g，胆南星 3g，姜枣各 9g 引。

正元丹：治脾肾俱虚，眩晕脐腹作胀，即四君子汤加黄芪、山药。

按：正元丹出自虞天益《制药秘旨》。

大建中汤：治心脾俱寒，心腹俱痛，食即呕吐。人参 18g，干姜 21g，饴糖 60g，花椒 9g。

小建中汤：治虚劳心悸，腹痛衄血，咽干口燥，四肢酸疼，手足心热，即桂枝汤加饴糖，杭白芍加重一倍。

四物汤：治血虚烦热，川芎、当归、熟地、白芍。

圣愈汤：治肝脾俱虚，流血过多，神志昏迷，即四物汤加人参、黄芪。

八珍汤：治气血两虚，短气头晕，少食烦热，人参、白术、茯苓、甘草、川芎、当归、熟地、白芍，姜枣引。

十全汤：治脾虚气血不足，食后饱胀，烦热自汗，即八珍汤加肉桂、黄芪。

补血汤：治阴阳两虚，汗出昏迷。黄芪60g，全当归30g，姜枣引。

人参养营汤：发热咳嗽，干咳少痰，乏力欲寐。人参、白术、茯苓、甘草、黄芪、当归、熟地、白芍、肉桂、远志、陈皮、五味子。

内补黄芪汤：治阴虚盗汗，烦热梦多。黄芪、党参、茯苓、当归、川芎、杭白芍、熟地黄、肉桂、远志、麦冬各15g，甘草9g，炮姜3片，大枣3枚引。

天王补心丹：治虚阳上升，口舌生疮，疼痛流涎。熟地黄、丹参、玄参、明参、茯苓、桔梗、天门冬、麦冬、当归各15g，炙甘草12g，柏子仁、五味子各9g，蜜为丸。

归脾汤：治心脾气血两虚，惊悸怔忡，健忘失眠。朱砂、辰砂各9g，人参、白术、黄芪、炙甘草、茯神、酸枣仁、木香、元肉各15g，远志6g，炮姜5片，大枣15g引。

理中汤：治脾胃俱虚，进食虚满，手足多汗，脚膝无力。人参、白术、炮姜各18g，炙甘草12g。

桂附地黄丸：治真元不足，胸腹冷痛，遍身酸软无力，口渴喜热饮。熟地黄18g，山药、山茱萸、肉桂、附片各15g，茯苓、丹皮各9g，泽泻6g。

知柏地黄汤：治肾阴枯涸，舌黑口干，大便不通，神昏不语，二脉沉细。生地黄18g，山药、山茱萸、炒黄柏、炒知母各15g，茯苓、丹皮各9g，泽泻6g。

十味地黄汤：治上热下寒，面红目赤，口舌生疮，即知柏地黄汤加玄参、杭白芍。

龟鹿二仙饮：治肾命俱虚，腰腿酸痛，疲软无力。鹿角、龟甲各500g，宁杞60g，人参30g。熬成膏，用酒化服，初服6g，渐加至9g，日服3次。

还少丹：治脾肾俱虚，阳痿不举，腰膝酸痛无力。熟地黄、山药、山茱萸、茯苓、巴戟天、枸杞、牛膝、杜仲、小茴香、远志各60g，菖蒲、五味子各30g，大枣 100 枚，用蜜为丸，空心盐汤下。

金匮肾气丸：治肾虚兼湿，周身酸痛，即桂附地黄丸加杜仲、补骨脂、车前子。

填精益气汤：治肾虚耳聋，及久病耳聋。熟地黄 60g，肉苁蓉 30g（酒洗），枸杞、菟丝子、白术各 18g，当归、人参、黄芪、杜仲、补骨脂各 12g，菖蒲、甘草各 6g，大枣 3 枚引。

按：《医学集成》卷二填精益气汤组成中无人参，徐师方中加人参大补元气。

苍术四物汤：治肝脾俱虚，午后耳聋。当归、川芎、熟地黄、杭白芍、白术、白茯苓各 15g，生姜、枣各三件引。

归元汤：脾肾俱虚，年老耳鸣，短气少食，腰痛口干。熟地黄、当归、附片、人参、白术、补骨脂、薏苡仁各 15g，芡实、山药、杜仲各 9g，姜枣引。

猪苓汤：治肾阴不足，两目黑花。熟地黄 30g，肉苁蓉、山茱萸、枸杞、覆盆子各 18g，五味子 12g，猪苓 9g，不用引。

杞菊地黄汤：治肾命俱虚，瞳仁散大。熟地黄 30g，枸杞 18g，山药、巴戟天、当归、山茱萸、麦冬、菊花、五味子各 12g。研细，炼蜜为丸，为梧子大，饭前盐汤下。

地黄丸：治肝肾俱虚，瞳仁枯小。生地黄、熟地黄各 120g，天冬、麦冬、枸杞、山茱萸各 60g，当归 30g，炒知母 21g，龙胆草 9g。焙干研细，炼蜜为丸，饭前甜酒送服。

加味地黄丸：治肾阴不足，目难近视。生地黄、熟地黄各 120g，天冬、麦冬、枸杞、山茱萸各 60g，当归 30g，五味子 15g。焙干研细，蜜为丸，空心甜酒下。

归芍六味丸：治肝肾亏虚，朝明暮暗，夜睡梦多，虚烦盗汗。熟地黄 30g，山药、山茱萸各 18g，茯苓、□丹（注：原文字迹不清）各 12g，泽泻 6g，当归、炒白芍各 15g。焙干研细，炼蜜为丸，甜酒送服。

（四）虚寒证温补主治方

长寿丸：治肺肾俱虚，潮热口干，久咳不止，即六味地黄汤加麦冬、五味子。

独参汤：治元气虚脱，亡阳汗出，目闭口张，唇缩鼻黑，昏迷不知。人参 120g，浓煎服。

保元汤：治小儿痘疹，元气不足，烦躁不眠，面黄少食。人参、黄芪各12g，肉桂、炙甘草各9g。

补阴丸：治真阴不足，夜热烦躁不眠，骨蒸口渴，梦遗滑精。生地黄、熟地黄、天冬、麦冬、龟甲、龟胶、鳖甲、女贞、当归、杭白芍、山药、山茱萸、酸枣仁、菟丝子。水煎，加熟蜜服用。

按：《医学心悟》卷三补阴丸。熟地、丹皮、天冬、当归、枸杞子、牛膝、山药、女贞子、茯苓、龟甲、杜仲、续断、人参、黄柏、石斛。滋肾补肝，强筋壮骨。治阴虚火烁，髓减骨枯，腰软无力，便结溺赤，脉细数无力。

朱砂安神丸：治心血不足，心神不宁，惊悸怔忡，夜卧不宁。朱砂、雅黄连各15g，熟地黄9g，当归6g，炙甘草3g。酒蒸为丸，朱砂为衣梧子大，津液送服。

参术地黄膏：治失血流脓过多，气血虚脱，神志不清，虚满不食。人参240g，白术180g，熬成膏，酒化服。

四逆汤：治气虚中寒，口噤失音，四肢厥冷，胸腹胀满。干姜、附片各18g，炙甘草15g，水煎服。

吴茱萸汤：治阳明少阴厥阴头痛，腹痛呕吐。吴茱萸9g，人参24g，干姜、大枣各18g。

理阴煎：气虚中寒，腹痛身痛，恶寒口渴。熟地黄18g，当归、炮姜、肉桂各15g，炙甘草12g。

按：《景岳全书》卷五十一理阴煎。熟地、当归、炙甘草、干姜，或加肉桂。徐师此方去了干姜。

右归饮：治命门火衰，精不化气，腰腹胀痛，肠鸣腹泻，阳痿精寒。熟地黄24g，山药18g，山茱萸、枸杞、附片、肉桂、杜仲各15g，炙甘草12g。

右归丸：治肾命俱虚，遍身酸痛，腰膝无力，阳痿早泄，潮热口干。熟地黄24g，山药、山茱萸各18g，肉桂、附片、枸杞、鹿胶、当归、杜仲、菟丝子各15g，水煎或制成丸。

左归饮：治真阴不足，倦怠口渴，五心烦热，溺为酱汁，吐血衄血咳血。熟地黄24g，山药、山茱萸各18g，枸杞、茯苓各15g，甘草9g，水煎服。

左归丸：治真阴不足，治腰膝酸痛，烦躁口干。熟地黄24g，山药、山茱萸、龟胶、鹿胶、枸杞、菟丝子各 18g，怀牛膝 15g。

寿脾煎：治心脾衰弱，夜睡梦多，午后饱满。当归、白术、山药、莲子、远志、人参各 15g，炙甘草 9g，生姜 3 片，大枣 5 枚引。

按：寿脾煎见《景岳全书》卷五十一，又叫"摄营煎"。

一阴煎：治血热而逆，口鼻二便出血不止。生地黄、熟地黄各 24g，丹参、白芍、麦冬、牛膝各 15g，甘草 9g。

按：《景岳全书》卷五十一"一阴煎"同。

荆蒲四物汤：治症同上。熟地黄、生地黄各 24g，当归 18g，川芎、杭白芍、炒荆芥、炒大黄各 15g。

大营煎：治风寒入于三阴，脚膝冷痛，倦怠懒言。熟地黄 24g，当归、枸杞、杜仲、肉桂、牛膝各 15g，炙甘草 9g，水酒煎服。

按：《景岳全书》卷五十一大营煎组成同。

理脾饮：治脾胃虚寒，舌淡无味，午后欲吐。黄芪、白术、砂仁、炮姜各 15g，法半夏 18g，白豆蔻 9g，大枣 3 枚引。

温胃饮：治脾胃虚寒，面黄少食，腹胀耳鸣。人参 18g，当归、白术、陈皮、炮姜各 15g，白扁豆 24g，炙甘草 9g，水煎服。

五阴煎：治脾肾俱虚，腰脊酸痛，足膝无力。熟地黄 24g，山药 18g，杭白芍、人参、白术、白扁豆、茯苓各 15g，五味子、炙甘草各 9g。

瑞莲丸：治脾肺俱虚，头晕目暗，短气少食。湘莲 30g，芡实、山药各 24g，白术、白扁豆各 18g，白豆蔻、陈皮、百合、干姜各 12g，炙甘草 9g，大枣 3 枚引。

四阳饮：治气虚中寒，汗出厥冷，唇黑爪青，舌卷囊缩。人参 30g，附片 24g，炮姜 18g，炙甘草 15g，水煎服。

加味附子理中汤：治谷道火衰，肠鸣水泻，胸满口渴。人参、白术、高良姜各 18g，茯苓、附片、肉桂、车前子各 15g，木香、肉豆蔻各 9g，西砂 6g，白扁豆 30g，大枣 5 枚引。

天竺黄散：治肾脾俱虚，腹泻作痛。天竺黄 12g，鸡蛋 2 个，每次用蛋 1 个，药 6g 调匀，清油炒熟服用。

胃关煎：治脾胃虚弱，腹痛水泻。熟地黄、白扁豆各 24g，白术、山药各

18g，吴茱萸 6g，炙甘草 9g，炮姜、大枣各 15g 引。

按：《景岳全书》卷五十一胃关煎同。

镇阴煎：治肾阳上升，口内糜腐，龈烂喉痹，渴饮冰水。熟地黄 24g，怀牛膝、肉桂、人参各 18g，附片 15g，炙甘草 12g，泽泻 9g，生姜 3 片引。

九气饮：治阴盛阳虚、腰胀腹痛，口渴便溏。熟地黄 30g，干姜、附片、补骨脂各 18g，荜茇 15g，吴茱萸、肉豆蔻、五味子、炙甘草各 9g，水煎服。

三气饮：治肝肾虚弱，风湿内攻，腰膝冷痛，酸软无力。熟地黄 30g，当归、枸杞各 18g，附片、肉桂、茯苓、牛膝、杜仲、白芍各 15g，细辛 4.5g，白芷、甘草各 6g，水煎加酒服用。

神应异功散：治阴盛阳虚，胸腹冷痛，游走不定，汗出潮热，欲饮热水。广木香 6g，肉桂、人参、当归、白术、茯苓、陈皮、法半夏、附片、高良姜各 15g，丁香、厚朴各 12g，肉豆蔻 9g，大枣 5 枚引。

虎潜丸：治肾虚受湿，脚膝无力，腰腿酸痛，不能步履。龟甲 120g，熟地黄、炒黄柏、炒知母各 90g，当归、白芍、怀牛膝各 60g，虎骨（今用替代品）、锁阳、陈皮各 30g，干姜 15g，炼蜜为丸，黄酒送服。

全鹿丸：治诸虚百损，五劳七伤，更能益寿延年。用中鹿一只宰死，洗净肚杂，同肉和酒煮熟，切片焙干为末，皮杂仍用原汤煮成膏，筋骨酥碾为末，炼蜜为丸。再加下药和匀为丸，饭前黄酒送服。八珍汤加天门冬、麦冬、巴戟天、枸杞、牛膝、杜仲、补骨脂、芦巴子、芡实、山药、续断、陈皮、楮实各 500g，鹿胶 250g，焙干研细为丸。

按：《古今医统》卷四十八全鹿丸：中鹿 1 只（用鹿肉加酒煮熟，将肉横切，焙干为末；取皮、肚杂洗净入原汤熬膏，和药末为丸；其骨须酥炙为末，和肉末、药末一处。捣不成丸，加炼蜜），人参、白术（炒）、茯苓、炙甘草、当归、川芎、生地黄、熟地黄、黄芪（蜜炙）、天门冬、麦门冬、枸杞、杜仲（盐水炒）、牛膝（酒拌蒸）、山药（炒）、芡实（炒）、菟丝（制）、五味子、锁阳（酒拌蒸）、肉苁蓉、破故纸酒炒）、巴戟肉、胡芦巴（酒拌蒸）、川续断、覆盆子（酒拌蒸）、楮实子（酒拌蒸）、秋石、陈皮各 500g，川椒（去目，炒）、小茴香（炒）、沉香、青盐各 250g。用法：先精制诸药为末，和匀一处，候鹿膏制成，和捣为丸，梧桐子大。用黄绢作小袋 50 条，每袋约盛 500g 药丸，置透风处，阴雨天须用火烘之。每服 80～90 丸，空腹及临卧时用姜汤、盐汤或白汤送下，冬月温酒亦可。补血气，益精髓，壮筋骨。治诸虚百损，五劳七伤，精神虚惫，头眩耳鸣，面色萎黄，体虚怕冷，腰膝酸软，阳痿精冷；妇人宫寒不孕，崩漏带下；老年阳衰，精髓空虚，步履不便，手足麻木，遗尿失禁。孕妇禁用，阴虚火旺者忌服。

柴胡四物汤：治血虚胆热，口苦咽干，耳聋胁痛，寒热往来。熟地黄、杭白芍、当归各 18g，川芎、人参各 12g，法半夏、炙甘草、柴胡、黄芩各 9g。

丹全四物汤：治肝肾俱虚，骨蒸烦热，倦怠眩晕，即四物汤加丹皮、地骨皮各 9g。

知柏四物汤：治心肾不交，不能迫津于口，唇破流血，焦枯烦闷，喉痹腐烂，即四物汤加炒知母 9g，炒黄柏 12g，肉桂 3g 引。

三黄四物汤：治六腑俱热，面红口干，烦躁唇干气急。即四物汤加黄芩、黄连、黄柏各 6g。

人参黄芪汤：治气血两虚，寒湿相凝，疼痛口干，烦热不眠，即补中益气汤加麦冬 9g，五味子、焦苍术、炒黄柏、炒神曲各 6g。

温胃散：治脾胃俱寒，胃为刺痛，呕吐酸水。白术 12g，附片、人参、丁香、炙甘草、吴茱萸各 9g（酒洗），沉香 3g，姜枣引，柿蒂 28 个引。

逐寒汤：治脾肾虚寒，恶心呕吐，头晕懒言及小儿慢惊风，目闭口张，面青口出冷气。白术、丁香、砂仁、肉桂、干姜、延胡索、厚朴、枳壳、法半夏、炙甘草各 12g，大枣 5 枚引。

胃爱丸：治脾胃俱虚，诸味不喜，胸满腹胀。人参、白术、茯苓、山药各 30g，陈皮、湘莲各 18g，紫苏 15g（蜜炒），白豆蔻、炙甘草各 12g，或为丸，或水煎。

按：《外科正宗》卷一胃爱丸同。

清震汤：治脾肾俱寒，烦热不宁，干咳少痰。陈皮、法半夏、茯苓、人参、附片、益智仁、香附、炙甘草各 9g，泽泻 4.5g，柿蒂 24 个。

三圣散：治脾虚水泻。白术 30g，肉豆蔻 15g（去油），车前子 18g，研细用水吞服。

参术地黄膏：治脾虚气血不足，失血过多，及流脓过多，神志不清，心神恍惚，汗出不止，少食腹胀。人参 250g，白术、熟地黄各 180g。用慢火熬稠，滤去渣，再熬成膏，临服用酒炖化。

八仙膏：治脾胃虚弱，口食无味，呕吐恶心。人参、山药、湘莲、白术、芡实、蜂糖各180g，白糖500g，米粉1000g，将药焙干研细入米粉和匀，加白糖、蜂糖搅拌成糊状，蒸熟，空心服。

前术地黄膏：治肾阳肾阴俱虚，脐腹饱胀，头晕目眩，肠鸣便溏。熟地黄30g，山药21g，山茱萸、茯苓、附片、肉桂各18g，白术24g，砂仁、肉豆蔻各12g，车前子、干姜各15g引。

补肺饮：治肝脾俱虚，迎风流泪，目痛淡红，及胬肉攀睛。当归、阿胶各15g（炒），川芎12g，白术18g，元参、麦冬、菊花各9g，姜枣引。

元麦地黄汤：治脾肾俱虚，虚阳上升，目痛淡红，流泪黏稠为豆腐，头晕心烦。熟地黄30g，白术、山药各18g，山茱萸15g，茯苓12g，丹皮、元参、麦冬、菊花各9g，泽泻6g，炮姜3片，大枣3枚引。

（五）温病主治方

天仙藤汤：治春温，头晕干呕，全身疼痛，发热口渴，小便短赤，舌苔白厚及舌苔黄厚，不思饮食，日晡尤甚，此方神效。马兜铃30g，茯苓、枳壳、陈皮各12g，木香、黄芩各9g，龙牙草6g（去枝叶），车前草三株引。水煎，连服5次，1小时即愈。

三仁汤：治温病，尚未化热，初起时服之。原文：头痛恶寒，身重疼痛，舌白不渴，脉弦细而濡，面色淡黄，胸闷不饥，午后发热，状若阴虚，痛难速已，名曰"湿温"。汗之则神昏耳鸣，盛则目瞑不欲言；下之则洞泻，润之则病伤难静；长夏、深秋、冬日同法，三仁汤主之。滑石18g，薏苡仁、杏仁、法半夏各15g，白豆蔻9g，厚朴、通草、竹叶各6g。表温无汗，加苏叶15g；里温便短，加藿香15g，佩兰9g。水煎，饭前服用。

达原饮：治风温、温热、温疫、暑湿、冬温初起，脉数自汗，无汗口渴，昼夜发热，日晡益甚，头疼身痛，舌苔白厚，或微黄。此时温邪在夹脊之前。槟榔12g，厚朴、杭白芍、草果、知母、黄芩各6g，甘草3g，不用引。水煎，午后温服，日服4次。观察疫毒时邪游移何传，随证加减。若传少阳，口苦耳聋，寒热呕吐加柴胡6g；若传太阳，项背、腰脊俱痛，加羌活6g；若传阳明，眼睑肿，上眼睑上现紫红筋脉，眉棱骨痛，鼻干不安眠，或时留少量清涕，加粉葛 6g。

按：达原饮原名达原散，为明·吴又可所创，载《温疫论》，上文和原文似。

三消饮：不论风温、暑温、瘟疫、温毒，舌苔白或黄，厚积如粉，头身疼痛，口渴，皮肤发热，日晡尤甚，小便短赤，四肢强直不灵活。此方余用 20 多年，百发百中，万无一失。槟榔 18g，厚朴、杭白芍、天花粉、知母、草果各 12g，黄芩、柴胡、粉葛、羌活各 9g，生姜 1 片，大枣 3 枚引，水煎服。

按：徐师于《温疫论》卷一三消饮原方基础上去甘草、大黄，加天花粉以清热泻火、生津止渴消肿。

五味异功散：治高热退后，小儿半身瘫痪。草场五大队的杨光芳瘫痪半年，求医十多人，治疗无效，余用此方连续服 25 剂痊愈，其他治愈数百人，只举一个作参考。潞党参、白术各 30g，茯苓、陈皮各 15g，炙甘草 12g，生姜 3 片，大枣 7 枚，水煎，饭前服用。

桂枝汤：治新感太阴风温、温热、温疫、冬温初起，脉浮数无力，舌白苔薄润，恶风自汗，头身疼痛，渴欲热饮。桂枝 18g，炒杭白芍、炙甘草各 9g，生姜 3 片，大枣 2 枚引。

银翘散：治新感太阴风温、温热、温疫、冬温，初起数脉，恶热口渴，此方辛凉平剂主之。银花、连翘、桔梗、淡豆豉各 15g，牛蒡子、薄荷、甘草各 9g，荆芥、竹叶各 6g，鲜苇根 6g，爆火炒。

太阴温病，服桂枝汤后，不恶风寒，但恶热咳嗽，表邪尚未解除，仍服连翘散主之。

桑菊饮：治太阴温病，温邪初起肺经，热伤肺络，咳嗽微渴，低热，此方辛凉轻剂主之。桑叶、杏仁、桔梗、鲜苇根各 9g，连翘、菊花各 6g，甘草、薄荷各 3g 引。

桂枝白虎汤：治温疟，骨节顽痛，时呕，壮热不寒，其脉若平人，一息四至。石膏 24g，知母 15g，甘草、桂枝各 9g，粳米 30g 引，水煎服。

四君子汤：前方服后，热退身凉，汗出神倦无力，胃不纳食，此方益胃气，进饮食。潞党参、白术各 30g，茯苓、蜜炙甘草各 15g，生姜 3 片，大枣 7 枚引。水煎，饭前服用。

白虎汤：治太阴温病，脉浮洪，舌苔黄，渴甚，大汗面赤，高热者，此方重剂主之。生石膏 30g，知母 18g，生甘草 12g，粳米 30g 引。

人参白虎汤：治太阴温病，脉浮大而芤，身出大汗，呼吸喘促，甚则两鼻孔扇张，急用此方治之。人参、知母各 15g，石膏 27g，生甘草 9g，粳米 30g 引。白虎汤的适应证：患者里热炽盛引起的高热烦渴，脉洪大有力。此方透热出表，退热保津。白虎汤的禁忌证：患者凡属里虚里寒，脉浮弦、浮细、沉细，不渴，或渴欲热饮，无汗者禁用。

加减玉女煎：治气血两伤，身热烦渴，质绛苔黄，身汗烦扰不寐。生石膏 90g，生地黄、麦冬各 1.8g，知母、玄参各 12g，不用引。

犀角地黄汤合银翘散减去荆芥、薄荷、豆豉：温病热盛伤阴，迫血妄行，出现吐血、衄血等症。犀角、丹皮、苇根各 9g，生地黄、杭白芍、金银花、连翘、桔梗、甘草各 15g，牛蒡子 18g，不用引。若现中焦症，腹满便秘，高热干渴，按中焦法治。若吐粉红色血水，乃热灼肺金，血津交迫而出，肺之化源欲竭，重危必死难生，是不治之症。口鼻出血之后，脉一息在七八至以上，面色反黑者，必死不治，用清络育阴法亦难挽救。

雪梨浆：太阴病，阴津亏耗，口渴。甜梨数枚去皮，切片，放凉水内泡一小时，随时给病人服用，滋其津液。

五汁饮：治邪热上迫，舌干燥，口吐白沫，黏腻不爽。荸荠汁、鲜藕汁、麦冬汁、甜梨汁、鲜苇根汁各一盅，临时斟酌服。喜凉者，凉服；不喜凉者，重汤温服。

栀子豉汤：温病得之二三日，舌苔微黄，两寸脉有力，心烦懊侬，坐卧不安，欲呕，无中焦症者用之。栀子 5 枚研，香豆豉 1.8g，先煎栀子叶数沸，后加豆豉煎数沸，即取汁温服。

瓜蒌散：治太阴温病，经过二三天以后，心烦不安，痰涎壅盛，膈中痞塞，欲呕者，无中焦症者用之。甜瓜蒂 3g，赤小豆、栀子各 6g，水煎服。已吐痰尽止服，体虚者加人参芦 6g。

清营汤去黄连：治太阴温病，寸脉洪大，舌绛而干，当渴。今反不渴者，热在营中也，此方治之。治小儿暑温高热，突发四肢抽搐，不省人事，名叫"暑痫"，亦效。生地黄 15g，犀角、麦冬、金银花、玄参各 9g，连翘、丹参各 6g，竹叶心 3g，水煎吞服犀角粉。

太阴温病，不可发汗，发汗而汗不出者，必发斑疹；汗出过及者，必神昏谵语；发斑者，化斑汤主之；发疹者，银翘者去豆豉，加生地、玄参、丹皮、大青叶主之，禁用升麻、柴胡、羌活、防风、当归、白芷、三春柳；神昏谵语者，清营汤主之，牛黄丸、紫雪丹、局方至宝丹亦主之。

化斑汤：治庸医对太阴温病误用表药发汗，助长热势，耗伤阴液，汗不得出，热邪不达，郁在肌表血分，发斑（斑点大，成片，高于皮肤）等症状主之。石膏、粳米各30g，知母12g，甘草、元参各9g，犀角6g（剉粉），水煎吞服犀角粉。

加减银翘散：透络解热清血，治庸医误汗，助其热势，伤其津液，热邪不达，郁在肌表血分，发疹（红点小，不成片，不高于皮肤）主之。银花、连翘、桔梗各15g，牛蒡子、薄荷、甘草、生地黄、玄参、丹皮各12g，大青皮、鲜苇根、荆芥各6g，水煎服。

清宫汤：是治膻中的方剂，因膻中为心之宫城，故名清宫汤。治庸医误汗，汗出淋漓不止，耗伤心液，心主不明，势必发生神志昏迷、谵语等症。元参心、麦冬各12g，犀角、竹叶心、连翘心各9g，莲子心3g。热痰多，加竹沥、梨汁各五匙；咯痰不爽，加瓜蒌皮4.5g；热毒盛，加金汁、人中黄各6g；渐欲神昏，加银花9g，荷叶6g，萝卜3g。

安宫牛黄丸：治太阴温病，误汗后汗出不止，神昏谵语。牛黄、郁金、犀角、黄连、朱砂、栀子、雄黄、黄芩各30g，冰片、麝香、金箔各6g，珍珠15g（炙），共研，炼老蜜为丸，每丸3g，金箔为衣，蜡壳护。脉实者，银花薄荷汤下；脉虚者，人参汤下，每服1丸。此方兼治飞尸卒厥，五痫中恶，不论小儿大人，热盛痉厥，日服3次，每次1丸，小儿酌减。

紫雪丹：治太阴温病，误发汗，汗出不止，心液消耗，神昏谵语，及小儿暑痫等症主之。硝石1000g（水煮，捣渣煎汁去药），滑石、石膏、寒水石、升麻、元参各500g，羚羊角（另剉）、犀角（另剉）、木香、沉香各150g，丁香30g，炙甘草250g。以上九味粗末，投入磁石汁内再煎，取汁去渣，待加朴硝、火硝，二味熬化，再提净投入前药汁中，微火熬，用树枝不断搅动，待汁欲凝，再加辰砂90g，麝香30g，同研极细末入药汁搅匀，退火气后，用冷水调服6～9g。

安宫牛黄丸、紫雪丹：俱治邪入心包，舌蹇肢厥。舌蹇：就是舌体强硬不能转动，轻者稍能转动，但不灵活。肢厥：寒厥，从足到膝冷而如冰；热厥，手口肘热而如火。

局方至宝丹：治热邪蒙蔽心包，通窍力量较强。犀角（剉）、朱砂（飞）、琥珀、玳瑁（剉）各30g，牛黄、麝香各15g，共研极细，用安息香汤炖化，和药为丸，每丸1.5g，蜡壳护好，每服1丸，开水送服。

（六）温毒主治方

减味普济消毒饮：治温毒咽痛喉肿，耳前耳后肿，颊肿面上赤，或喉不痛，但外肿。温甚则溃，俗名大头瘟、虾蟆瘟者主之。银花、连翘各18g，桔梗、荆芥、薄荷、鲜苇根各6g，玄参、牛蒡子、姜黄各12g，甘草10.5g，板蓝根9g，马勃7.5g，水煎服。

按：普济消毒饮出自《东垣试效方》，具有清热解毒、疏风散邪功效，主治大头瘟。徐师于原方去僵蚕、升麻、黄连、黄芩、陈皮、柴胡，加银花、荆芥、鲜苇根、姜黄，加强清热解毒、疏风解表、护津活血作用。

水仙膏：治温毒红肿及诸症痈疽肿痛，外敷俱效。水仙花根适量，摘来洗净泥沙，研极细敷患处，待皮肉现小黄疱如黍米大者，即停此药，换用三黄二香膏。

按：水仙膏出自《验方新编》卷十一。

三黄二香膏：涤火透热定痛，治温毒痈疽，水仙膏敷至皮肉现小黄疱如黍米大者，停用水仙膏，即敷此膏。生大黄、生黄柏、生黄连各90g，没药、乳香各24g。共研极细，清茶或麻油调成膏，敷患处。

安宫牛黄丸、紫雪丹俱治温毒热邪蒙蔽心包，神昏谵语，先服安宫牛黄丸，次服紫雪丹，继服清宫汤。

暑温：原文形似伤寒，但右脉洪大而数，左脉反小于右脉，口渴甚，面赤，汗大出者，名曰"暑温"，在手太阴，白虎汤主之；脉芤甚者，人参白虎汤主之。

（七）麻疹主治方

饮食宜清淡，忌荤腥甜食；治疗宜清凉，忌温补。

升麻葛根汤：治麻疹初起，往来寒热，咳嗽流涕，胞肿泪汪。升麻、葛根、白芍各9g，甘草6g，紫苏3g，不用引。

消毒散：治风寒内攻，疹朝出，多泪，烦躁脚冷，神志昏迷。牛蒡子12g（研），荆芥9g，甘草6g，防风3g，犀角1.5g磨水调服。

二仙散：治麻疹收没及未出尽，腹痛泄泻，啼哭不止，气喘高热，须臾欲死。黄芩、白芍各12g，水煎服。

四苓散：治毒循于阳明，不论已出未成，腹泻口渴。猪苓、泽泻、茯苓、白芍各9g，不用引。

羚羊镇惊散：治热极生风，角弓反张，两目上视，手足抽搐。朱砂、僵蚕（研细）、羚羊角各1.5g，不磨水，吞砂姜粉。

犀角散：治阳陷阴中，二便出血，口渴腹痛。犀角、赤芍、生地黄、黄芩、荆芥、丹皮各6g，黄连3g。

疏风清肝散：治肝阳上升，目肿疼痛，发热口渴。川芎、归尾、赤芍、荆芥、防风、菊花、栀子、薄荷、金银花、柴胡、连翘、甘草、牛蒡子各6g，无川芎加升麻，不用引。

清脾凉膈饮：治脾火上升，其眼睑红肿，发痒疼痛，皮里生疮，流泪畏光。荆芥、防风、玄参、赤芍、陈皮、蝉蜕、苍术、白鲜皮、厚朴各6g，甘草、连翘、酒制大黄各3g，竹叶6g引。

元参清肺饮：治肺气欲绝，热极咳嗽，两眼半开，鼻扇鼻干，时重时轻，右手脉滑。陈皮、茯苓、桔梗、地骨皮、元参、柴胡、麦冬各9g，薏苡仁21g，人参、甘草各3g，槟榔6g，生姜3g引，加童便服。

按：元参清肺饮出自《外科正宗》卷二。

柴苓散：不论已出未出，寒热为疟，头身俱痛，便赤口渴。陈皮、法半夏、茯苓、猪苓、泽泻、白术、甘草、生姜、大枣各6g。

按：《景岳全书》卷五十四：柴苓散。由白术、茯苓、泽泻、柴胡、猪苓、黄芩组成。徐师方中去柴胡、黄芩，加用陈皮、法夏以健脾顺气，化痰饮。

荆风败毒散：治发热口渴，咳嗽身痛及风疹、风热感冒等症俱治。人参、羌活、独活、前胡、柴胡、川芎、茯苓、桔梗、枳壳、荆芥、防风各6g，黄连3g。

加味四物汤：治虚阳上升，唇破唇焦，咳吐稠痰，生地四物汤加贝母、瓜蒌仁各9g。

加味桔甘汤：不论已出未出，喉痛失音，语声难出。玄参、麦冬、桔梗、甘草、牛蒡子、防风、诃子各6g，法半夏3g引。

桔梗汤：疹出后咳吐稠痰，面目浮肿及诸般咳嗽俱效。桔梗、贝母、当归、黄芪、瓜蒌仁、枳壳、甘草、桑白皮、百合、防己、薏苡仁各6g，五味子、知母、葶苈子各3g，生姜3片引。

防风通圣散：治麻疹后，胃热未解上升，头面生疮，壮热气粗口渴。防风、大黄、荆芥、麻黄、栀子、白芍、连翘、甘草、桔梗、川芎、当归、石膏、滑石、黄芩、黄连、牛蒡子、薄荷各6g。

清热消风散：治麻疹后皮肤发痒，不论有疮无疮俱效。当归、生地黄、防风、地肤子、知母、蝉蜕、苍术、荆芥、胡麻仁、牛蒡子、石膏、金银花、白鲜皮各6g，甘草3g，不用引。

当归拈痛汤：治湿热下注，腿脚生疮，肢节烦痛，腹皮发热，瘙痒抓破出血。羌活、防风、当归、茵陈、苍术、苦参、升麻、白术、粉葛各9g，甘草、炒黄柏、炒知母各6g，泽泻、猪苓、人参各3g，不用引。

按：徐师在当归拈痛汤原方的基础上，去黄芩，加用炒黄柏以应对湿热下注。

麻疹初起，里热不退：人参、知母、连翘、地骨皮、石膏、牛蒡子各9g。

（八）咳血吐血主治方

鸡苏散、茯苓汤：俱治肺热咳血。鸡苏散：贝母12g，萝卜子6g，研细开水送服。茯苓汤：茯苓、川芎、前胡、桔梗、法半夏、枳壳、陈皮、紫苏子、干姜、桑白皮、沙参各9g，甘草6g，生姜3片引。

左归饮：治虚火上升，咳血，吐血，衄血。熟地黄3g，山药、山茱萸、枸杞各15g，茯苓12g，炙甘草9g。脾虚加白术30g。

阿胶紫菀汤：治肝肺俱热，咳血吐血。熟地黄21g，阿胶、杏仁、法半夏、桔梗、百合、贝母、款冬花各12g，炒大黄、桑叶、炙甘草各9g，紫菀6g，犀角、人参各 3g，不用引。

补肺活血汤：治孕妇咳血及咳嗽伴阴道流血。

加味犀角散：治孕妇肝肺俱热，鼻衄口渴。犀角、地骨皮、麦冬、炒黄芩、炒桂枝、萆薢各 12g，甘草 9g。

元连四物汤：治肝心俱热，涎涕量多，口渴腥臭。当归、生地黄、熟地黄、元参、白芍、炒桂枝、炒萝卜子各 12g，石膏 15g，雅黄连、芦荟、银柴胡、地骨皮各 9g，甘草 6g，羚羊角 1.5g，藕节 3 个，加童便服。又方香薷草 15g，炒研末，开水服。

犀角黄芩汤：治肺心俱热，逆经上行。犀角、桔梗、橘络各 6g，杭白芍、丹皮、枳实、生地黄、猪苓、百草霜各 9g，甘草 3g，不用引。

清肺饮：治肝肺俱热，鼻干，鼻衄吐血不止。炒黄芩、炒桂枝、桑白皮各 12g，麦冬、炒大黄、侧柏叶、丹皮、白芍、生地黄、焦荆芥、小蓟、百草霜各 9g。

生麦饮：治肾肺俱热，耳心出血。生地黄、麦冬各 24g。

乌金散：治孕妇胎前三四月漏血。

犀角解毒汤：治小儿麻疹稠密，热浊赤痛，二便出血。犀角、丹皮、栀子、赤芍各 3g，生地黄、黄芩、黄连各 1.5g，不用引。

不论男女老幼，二便出血，皮毛出血俱效。生地黄、熟地黄、四物汤加焦荆芥、炒蒲黄。

槐花散：治肠风出血。槐花 18g，焦荆芥、侧柏叶、枳壳、刺猬皮各 15g，炒焦研细，每服 9g，米汤送服。

小蓟散：治痔漏流血，肠风流血俱效。小蓟、当归、栀子、藕节、炒蒲黄、木通各 12g，滑石、淡竹叶、甘草各 6g。

防风秦艽汤及乌白散，兼服俱治痔疮红肿、痔漏流血俱效。

粟壳散：治痔漏流血，红肿疼痛，百方不效，此方效果最好。参芪二地四物汤加黄芩、黄连、秦艽、地骨皮、陈皮、苍术各 9g，厚朴、升麻、柿蒂、甘草各 6g，乌梅 3 个。

（九）赤痢主治方

归芍七味汤：治肝木克土，腹痛腹泻，此治。归尾、杭白芍各15g，黄连、枳壳各4.5g，木香、萝卜子各3g，甘草1.5g，水煎服，不用引。

归芍六味汤：治赤白兼泻，腹不痛，内有寒，不渴。当归、白芍各9g，枳壳、槟榔、甘草、萝卜子各3g，不用引。

赤白痢腹痛难忍，此方主治。厚朴、黄连、青皮、枳壳6g，苦参、木香（酒炒）、地榆、黄芩、酒制大黄各6g，当归、白芍各9g，黑姜、甘草各3g，不用引。水泻不止，加白术30g，车前子15g，不用引。

（十）小便出血主治方

阿胶四苓散：治血淋，小便涩，便后变红。阿胶90g，猪苓、泽泻、赤苓、滑石各30g，车前子15g，不用引。

分利五苓散：治月经来时，二便出血。

海金沙散：治血淋，小便后尿红为血。海金沙、猪苓、赤茯苓、滑石、车前子、牛膝、桃仁、栀子各12g，归尾、赤芍各9g，甘草6g。

胶艾汤及生地十全汤、棕灰散，俱治血崩血虚，经来不止，或5～8日不止俱效。

金拘散：治血热经来六七日不止。

阿胶止血汤：治产后血虚流血不止。

（十一）便血、舌血、齿血、皮毛血主治方

犀角地黄汤：统治吐血、咳血、二便出血俱效。犀角6g，生地黄、熟地黄各18g，白芍15g，丹皮12g，不用引。

凉血地黄汤：治皮毛出血及血箭、血痣俱效。当归、黄连、生地黄、栀子、元参各12g，甘草6g，不用引。

升麻汤：治心火上升，舌尖出血。升麻、白茅根、茜草各30g，寒水石24g，生地黄、侧柏叶、炒蒲黄各9g，外搽乌白散。

清胃散：治胃火上升，牙龈出血。当归、黄连、生地黄、丹皮、升麻、石膏

各 12g，不用引。

三黄二地汤：治血痢、痔漏、肠风等俱效。生地黄、熟地黄各 18g，黄芩、黄连、黄柏、当归、苍术、厚朴、地榆、陈皮各 9g，泽泻、人参、甘草、乌梅各 6g，不用引。

通窍活血汤：赤芍、川芎各 9g，桃仁、红花各 15g，老葱 3 根切细，鲜姜 9g 切细，红枣 7 枚，麝香 0.15g 布包，熬 1 次，用黄酒、水各 250g 煎取浓汁，再煎麝香。能治之症录列于下：妇人经闭及干血痨，耳聋年久，出臭气，眼疼白珠红，夹发脱落，糟鼻子，脸青色如墨，男子劳病，脸有紫印，交节病发作，小儿疳积，紫癜风，牙疳，白癜风。

血府逐瘀汤：当归、生地黄各 9g，桃仁、红花、牛膝各 12g，枳壳、赤芍各 6g，柴胡、甘草各 3g，桔梗、川芎各 4.5g。治症列下：胸不任物，胸痛，头痛久不愈，胸任重物，急躁，不眠，天亮出汗，憋闷，小儿夜啼，饮水即呛，夜不安，心悸心慌，食自胸右下，打嗝伴咸味，灯笼病。肝气病，晚发一阵热，干呕。

膈下逐瘀汤：治症如列下：卧则腹坠，痛不移处，积块状如石榴，小儿有痞块，久伤不愈，肾伤。

少腹逐瘀汤：当归、生地黄各 9g，五灵脂（炒）、赤芍各 6g，官桂、川芎、延胡索（研）、没药（研）各 3g，干姜 0.6g，炒小茴香七粒，水煎服。治症列下：小腹积块疼痛，小腹胀满，赤白相兼带下，胞内如石榴状。

解毒活血汤：三棱针刺少商穴，出血为度，治温毒高热，血液瘀凝，上吐下泻。桃仁 18g，生地黄 15g，红花 12g，当归、柴胡、连翘、赤芍各 9g，粉葛、甘草各 6g，枳壳 3g，水煎服。气虚自汗禁用。

补阳还五汤：治半身不遂，口眼歪斜，言语謇涩，口角流涎，大便干燥，小便频数，遗尿不禁等症。黄芪 120g，归尾 9g，赤芍、地龙各 4.5g（土焙），川芎、桃仁、红花各 3g。初起加防风 15g，连服 5 剂痊愈。

可保立苏汤：治小儿因伤寒温病，痘疹吐泻，气虚四肢抽搐，角弓反张，两目天吊，口角流涎，昏沉不醒。黄芪 30g，党参、炒酸枣仁各 9g，当归、白术、白芍、甘草、枸杞各 6g，山茱萸、补骨脂各 3g，核桃 1 个连壳冲细引。此方为 3 岁剂量，2 岁以下减半。

按:《医林改错》卷下有可保立苏汤。

(十二) 狂症主治方

当归芦荟丸:治肝火不舒,狂言怒骂,登高而歌,弃衣而走,面赤口渴及大便闭结。当归、黄芩、黄连、黄柏、龙胆草、栀子各15g,大黄、芦荟、青黛各7.5g,木香3.9g,麝香(半)0.6g,研细,炼蜜为丸,每服3g,开水送服或水煎服加熟蜜。

痫症验方:俗称"羊癫风"。发时忽然仆地,口吐白沫,晕不知人,不论有无猪羊叫声俱效。

甘遂朱砂丸:甘遂、朱砂各6g,猪心1个切开,将前药放入猪心内合好,用干牛黄烧熟后,取出前药研细。挖心中一部分肉切极细和药为丸,再将猪心煎汤送服,分作2次服完。

神效丹:炒白芍90g,人参30g,柴胡、白芥子(研)各15g,法半夏、天南星、菖蒲各9g,盐附子3g。开水煎,连服2次。服药后倦怠欲睡,待熟睡自醒,切勿唤醒。醒时再用人参、陈皮各6g,熬粥服用。继服加味六君汤,白术30g,茯苓、白芥子各15g,人参9g,陈皮、炙甘草各3g,姜枣引。

(十三) 呆病主治方

清神明心汤:治呆痴默默无言,睡数日不醒,坐数日不眠,吃炭藏物。茯神90g,人参60g,白术、菟丝子、白芥子各30g,法半夏15g,白薇、砂仁各9g引。服法:药汁熬稠时,病人喜吃何物,便与何物同食,食药后即睡,待其睡后自醒,切勿惊动,连服2剂可愈。

(十四) 突然晕倒欲死主治方

立苏二仙丹:治中风不言语,昏迷倒地,服之立生。人参、白术各21g,盐附子、陈皮各6g,法半夏12g,天胆星9g,白薇3g,开水煎服。

平肝散:治肝火犯心,中痰,心痛欲死,面热青滞,口干便黄。炒栀子、炒白芍各15g,水煎服。

益火汤:治肾寒克火,寒痰蒙心,心痛暴亡。熟地黄30g,白术21g,山茱萸、人参、白芍各 15g（炒），高良姜各 12g，肉桂、附片各 9g，炙甘草 6g，开水煎。

清凉实心汤：治胃火犯心，忽然跌倒，痰声如锯。人参、元参、茯神各 30g，石膏、天花粉各 15g，麦冬 9g，菖蒲 3g 引。

（十五）中寒腹痛主治方

救脏汤：治寒结于阴，小腹内痛，牵连前阴及脐之两旁，腹现青筋，渴不欲饮。

祛寒导滞汤：治真火不足，寒犯肾阴，小腹连腰俱痛，足冷面青，恶寒。荔枝核 24g，小茴香、木香、丁香、肉桂、延胡索、高良姜各 12g，吴茱萸 6g，大枣 7 枚引。

荡寒汤：治真火不足，阴寒直中肾经，阴毒结聚于脾胃，四肢厥冷，面目手足青黑，心腹微痛，神志不清。

救亡丹：治真火不足，阴寒直中少阴，面青鼻及全身尽黑，舌卷囊缩，腹痛欲死。白术 90g，肉桂、人参各 18g，附片 15g，干姜 12g，大枣 7 枚引。

返魂汤：治真火不足，阴寒直中肾经，脾胃将绝，心痛欲死，上吐下泻，先将针灸针刺巨阙穴出黑血，急服药救之。

温肾活肝汤：治阴寒直中肾阴，肝气欲绝，手足指甲俱青，两胁俱痛，卷曲而卧。白术 90g，熟地黄 60g，当归 30g，人参、山茱萸各 15g，肉桂 9g，附片 6g 引。

救心汤：治阴寒直中肾经，心气欲绝，舌黑眼闭，上身青，下身黑，泄泻不自觉，小便自遗，须臾即死，此方十中可救三四。白术 150g，人参 120g，附片 90g，肉桂 30g，高良姜 15g，菖蒲 3g，不用引。

回阳汤：治阴寒直中肾经，畏寒腹痛，呕吐，手足厥逆，爪甲俱青，筋青囊缩。白术 90g，肉桂 15g，丁香、吴茱萸各 6g，不用引。

按：回阳汤出自《石室秘录》卷六。

（十六）热证高热主治方

泄热降火汤：治胃火犯心，心热自焚，直视谵语，高热喘渴，舌燥苔厚。元参、人参、石膏各 60g，茯神 30g，黄连、白芥子各 9g，知母 6g，不用引，连服 2 剂可愈。

清肝开郁汤：治肝气不舒，郁火不泄，肝火下行克土，胃火蒸心，头胀跳痛，晕不知人，喘渴胁痛。当归、白芍、麦冬、石膏各 30g，焦栀子 15g，白芥子、甘草、菖蒲各 9g，柴胡 6g，不用引。

清凉散：治邪火克肺，唇口开裂，舌焦起刺，烦躁大渴。元参 60g，麦冬 30g，菊花 15g，青蒿、白芥子、生地黄、车前子各 9g，不用引。

救脱散：治阳明燥金，上喘下泻，直视谵语，两眼半开。人参、麦冬、白芍各 30g，石膏 15g，竹茹、桔梗各 9g，不用引。

救坏汤：治汗下后高热不退。白芍 30g，元参、麦冬、人参、茯苓、当归各 15g，柴胡 9g，白芥子 6g，陈皮 3g 引。

消斑散：治热郁心中，不得外越，遍身发斑，唇焦心烦。元参 90g，当归 30g，天花粉 15g，荆芥、升麻、黄连、茯神各 9g，甘草 3g，不用引。

化结汤：治邪火结肠，烦躁胸满，津液干枯。天花粉 15g，天门冬 12g，桑白皮、麦芽、神曲各 9g，枳壳 6g，陈皮 3g 引。

生胃汤：治阳明火盛，发狂怒骂，不避亲疏，登高而歌，弃衣而走，壮热气粗大渴。石膏、元参、麦冬各 90g，人参、茯苓各 30g，车前子、知母各 9g，不用引。

救脏汤：治发病日伤两经，第三日现出少阳与厥阴证：寒热呕吐，耳聋胁痛，心痛吐蛔，水浆不入。此证多死少生。麦冬 90g，元参、白芍各 60g，当归、人参各 30g，天花粉、荆芥各 6g 引。

救膈汤：治膈经伤，一日太阳伤少阳，二日少阳伤少阴，三日太阴伤厥阴，此症半死半生。青蒿 30g，人参 24g，石膏 18g，焦栀子、白芍各 9g，柴胡 6g，半夏、知母各 3g，甘草 3g 引。

启死汤：治过经伤，一日太阳伤阳明，二日阳明伤太阳，三日少阳伤少阴，四日太阴伤厥阴，半死半生之症。石膏、青蒿、茯苓各 15g，栀子 1.5g，当归 9g，厚朴、知母、柴胡、黄芩、法半夏各 3g，栀子 1.5g 引。

（十七）肺燥主治方

活血解毒汤：治血燥肺干，痈疽疮毒，已成者溃，未成者消。银花 150g，玄参 90g，当归 60g，荆芥、白芥子各 9g，肉桂 1.5g 引。

补肺滋肾汤：治亡血肺燥，唇破舌焦，津液枯涸。熟地黄、麦冬各 30g，山茱萸、当归、沙参、葳蕤仁、人参、牛膝各 15g，元参 9g，五味子、车前子各 6g 引。

止血清燥汤：治暑热侵肺，血热妄行，二便出血，舌肿口鼻出血。元参、麦冬、沙参各 60g，生地黄、熟地黄、当归各 30g，车前子 15g，地榆 9g 引。

生阴开结汤：治肺燥火炽大肠，肠结不通，或便为羊屎，噎膈之症。熟地黄 60g，元参、当归各 30g，生地黄、山茱萸、牛膝、肉苁蓉、麦冬各 15g，山药 9g，水煎服。

按：生阴开结汤录自《石室秘录》卷六。

清燥补水汤：治肺燥伤金，清肃之气不能下行，肾水枯涸，小腹胀满，小便不通。熟地黄 60g，山茱萸、麦冬各 30g，茯苓、车前子各 15g，牛膝、刘寄奴各 9g 引，连服 2 剂。

金水两资汤：治伏暑之热，灼尽肺金之津，不能下生肾水，无水涵木，故成愤郁，两胁胀痛，疼痛卧床不起。珠儿参、熟地黄、白芍、人参、麦冬各 30g，山茱萸 15g，五味子 6g 引。

按：金水两资汤同《石室秘录》卷六。

济痿汤：治肺燥血干，久成肺痿，甚则咳血。麦冬 90g，玄参、金银花各 60g，桔梗、白芥子、甘草各 9g 引。

润肢汤：治肺燥克肝，肝热生风，手足抽搐。人参、当归、白芍、元参、麦冬各 30g，山药 15g，焦栀子 9g，连服 2 剂，不用引。

润肌汤：治金燥克木，肝血干枯，不能溉润肌肉，皮肌枯夭，五心烦热，短气乏力。熟地黄 30g，当归、白芍、麦冬各 15g，人参、川芎、牛膝各 9g，桑叶 30 张引。

再生丹：治肺燥津枯，不能下生肾水，肾虚水不能上交于心，故神志昏迷、忽然跌倒。熟地黄 60g，元参、山茱萸、麦冬各 30g，茯神、白芥子各 9g，柴胡、菖蒲、五味子各 3g 引。

（十八）虚脱主治方

生气汤：治男女色欲过度，精尽气散，一时虚脱，立待死亡。人参、黄芩、熟地黄各 90g，麦冬 30g，附片 9g，五味子 6g 引。

加味真武汤：治命门火衰，寒邪侵心，正气外散，汗出厥冷，虚脱欲死。黄芪、白术各 60g，附片、茯神各 15g，桂枝、杭白芍各 18g，陈皮、砂仁、炙甘草、炮姜各 9g，大枣 7 枚引。

回阳救逆汤：水火俱虚，阴阳两脱，目闭口张，面青厥冷，汗出痰鸣如锯。人参、熟地黄、白术各 60g，肉桂、附片、茯苓各 15g，法半夏 12g，陈皮、干姜、炙甘草各 9g，五味子 6g，麝香 0.12g 引。

（十九）水湿主治方

加味平胃散：治脾虚水停，上犯心包之络，嗳气吐酸，心中刺痛，少食。苍术 18g，厚朴、香附各 15g，枳壳、杭白芍各 12g，甘草 6g，陈皮、草果各 9g，灶心土 9g 引。

通肾逐水汤：治肾水不行，水停膀胱，小便短少，小腹气喘，足肿口张。熟地黄、薏苡仁、山药各 30g，茯神、山茱萸、车前子各 15g，肉桂、牛膝各 3g，不用引。

消膨汤：治脐腹膨胀，俗名"背箕鼓"，此方有效。猪肚 1 个，花椒、寄生各 120g，穿山甲炙 12g，皂角刺 7 颗，将药入肚内炖服。

分利饮：治鼓腹痛，气喘溺赤。车前子 30g，黑丑 9g，甘遂 6g（醋），肉桂 3g，水煎服。服 1 剂后，即服六君汤。二方各服 2 剂，间隔服之，即能痊愈。

（二十）伤暑主治方

祛暑调胃汤：治上盛下虚，欲吐不吐，欲泻不泻，中暑及干霍乱俱治。人参 30g，白术、茯苓各 12g，香薷、山茱萸、木瓜各 9g，藿香、陈皮各 6g，砂仁 3g 引。

加味香薷饮：中暑沉闷，上吐下泻。白芍 18g，白术、茯苓各 9g，香薷、天花粉、藿香各 6g，陈皮、紫苏、肉桂各 3g，白豆蔻 3g 引。

牛黄清营汤：治暑温热闭心包，舌色红绛，神昏谵语，舌塞肢厥。犀角、生地黄、玄参、金银花、麦冬各 9g，连翘、丹参各 6g，黄连、竹叶心各 3g，牛黄 0.9g 引，水煎吞服牛黄。

羚羊钩藤汤：治温病热盛亡阴，真阴衰竭，水不活木，肝风内动，脉虚神倦，手足瘈疭，目昏不语。羚羊角 0.9g，冬桑叶、钩藤、生地黄、菊花、贝母、茯神、杭白芍、竹茹各 9g，甘草 6g 引。

犀角地黄汤：治温病暑热侵肺，血热炽盛，舌色紫绛，衄血便血，斑疹紫赤，神目俱昏，谵妄，壮热口渴。犀角、生地黄各 15g，杭白芍、丹皮各 12g，不用引。

按：《小品方》录《外台秘要》犀角地黄汤同上。

（二十一）另录小验方

哮喘验方：久喘不愈，附片 90g 先煮两个小时，桂枝、白前胡各 15g，干姜、茯苓各 24g，法半夏 27g，麻黄绒、陈皮、甘草各 9g，细辛 6g，不用引，水煎服。

咳嗽夜重单方：硼砂 6g，儿茶 4.8g，研细开水送服每服 1.8g。

禹功散：治痰饮阻塞，小便不通。炒栀子、陈皮、法半夏、赤茯苓、猪苓、泽泻、白术、木通各 12g，条芩、升麻、甘草各 6g，水煎，饭前服用。

按：禹功散出自《寿世保元》卷五。

肺痨验方：白及、百部各 150g，太子参、天冬、麦冬、生地黄、熟地黄、苏木、山药各 60g，川贝母 30g，枳壳 18g，红花 15g。焙研极细，每服 9g，蜜水调服或制蜜丸亦好。

少阴甘桔汤：治满口糜烂，色红疼痛，舌苔白滑，及小舌苔滑倒粘咽喉，饮食难下，二脉细微，恶寒怕冷，日轻夜重，兼治慢喉风症。桔梗 12g，甘草、川芎、黄芩、陈皮、元参、柴胡各 6g，羌活、升麻各 2.4g，葱白 6 根引。

按：《外科正宗》卷二少阴甘桔汤同。

外搽方：干姜 3g，黄柏 3g，为末干搽。

元麦补中汤：治慢喉风，咽干微痒，色淡红，脉细，二便利，舌苔白滑，舌中前部疼痛。补中汤加元参、麦冬、桔梗、牛蒡子各 12g。

骨蒸虚劳，遍体酸疼，手足软弱，口食无味，岁月不愈，脉细微，舌正常，此方主治（徐俊先先生诊）。熟地黄、地骨皮、芡实各 15g，人参、白术、麦冬各 9g，沙参、茯苓、丹皮各 6g，元参、山茱萸各 3g，酸枣仁 1.5g，桑白皮 5 片，五味子 6 粒，白芥子 0.9g，水煎不用引。此方用于无外感。

和平散：治虚劳初起，子午骨蒸，乏力无精。熟地黄、山药各 30g，山茱萸、麦冬、白芍、沙参各 9g，茯苓 6g，芡实 15g，丹皮、人参、陈皮、甘草、白芥子、酸枣仁各 3g，远志 2.4g，水煎不用引。

三、外科

（一）疔疮肿毒类外科主治方

葱矾酒：治一切恶疮疔毒，初起无不神效。白矾 9g，葱白 7 根。白矾分作 7 块。每块用热酒送服，被盖盖好出汗，再饮葱白汤催之，汗出毒解，忌风寒。

赤豆散：贴一切肿毒，赤小豆泡涨，研细贴肿上，治阳证。

二妙散：治肿毒、疔疮。白菊花 240g，甘草 12g，水三碗煎成一碗，冲热黄酒服用，出汗即消。

四妙汤：治阴阳二毒，痈疽发背，对口疔疮。初起益气和血，解毒托里；溃后排脓、祛瘀、脱腐、生肌、长肉，疮科始终之良方也。当归 24g，金银花、黄芪各 15g，甘草 9g，水二碗煎稠，随病位上、下服，服用后尽量饮酒以醉为度，出汗即愈。病位在上加川芎、升麻；病位在中加桔梗、化橘红；病位在下加牛膝、桂枝；病初起加地丁、羌活。解表加麻黄，阳证加连翘、贝母，肿痛加没药、乳香，坚硬白色加半夏、天南星，泻下加二术，呕吐加陈皮、法半夏，恶寒加桂枝，脓成不溃加防风、穿山甲，不思饮食加陈皮、白术、砂仁，气虚加人参、黄芪，舌赤口渴加人参、麦冬、五味子，热盛加黄连、栀子，阴疽色白加陈皮、肉桂、炮姜，排脓加白芷，欲溃加皂角刺。

按：《外科说约》四妙汤：黄芪、当归、银花、甘草，水煎内服，扶正脱毒。

内消散：治疔毒、乳癖、恶毒、鼻毒，一切诸疮百毒，此药移深居浅，转重为轻。银花、知母、贝母、天花粉、白及、法半夏、乳香、皂角刺、穿山甲。水酒各一碗，出汗即愈，外用芙蓉叶 30g 调蜜搽疮上。

护心散：治疮毒攻心，口干烦躁，恶心呕吐。绿豆粉 30g，乳香 9g，朱砂、甘草各 3g。为末，每服 6g，开水送服，早晚各 1 次。

按：《外科正宗》卷一护心散同。

阳和汤：治一切阴疽阴毒，鹤膝流注，皮色白硬等症。熟地黄 30g，白芥子 9g（研），鹿角胶 15g，肉桂、甘草各 3g，炮姜、麻黄各 1.5g，水煎服用后，喝好酒，以醉为度。

醒消丸：不论阴阳二证，止痛消肿为神。乳香、没药各 30g，麝香 4.5g，雄黄 15g。为末，黄米饭 30g 为丸，萝卜子大，晒干，每服 9g，甜酒下。

排脓散：治疮溃流脓时，服用此药。党参、白术、白芍、黄芪、当归、川芎、陈皮、茯苓各 9g，肉桂、香附、甘草各 4.5g，生姜 3 片引。病位在上加白芷，病位在中加桔梗，病位在下加牛膝。

槐花酒：治疔毒、肠风、痔漏仙方。槐子 30g 炒，甜酒汁 250g，煎二三沸，热服出汗为度，至重不过三服即愈。

菊花酒：治疔毒恶疮，止痛消肿，小便不利。菊花枝叶捣烂，加少量水绞汁，去渣另存，热酒温服，渣敷患处，止痛立消。

蒲公英酒：治乳痈疽毒，不问已成未成皆可服之。蒲公英生捣汁，去渣另存，冲热甜酒服用，渣敷患处。加金银花煎服，治乳痈。

按：《景岳全书》记载此法。

苍耳酒：治疔疮毒肿。苍耳子 15g，微炒为末，黄酒冲服，再取药末 15g 用鸡蛋清调敷患处，疔根拔除。

泽兰酒：治一切肿毒，泽兰、白及各 30g，冲细，水酒各半同煎，趁热服，出汗，渣敷患处。

地肤子酒：治发背疔疮，槐子、地肤子、紫花地丁各 9g，水煎，冲甜黄酒服用，热服出汗即愈。

瓜蒌酒：治肿毒初起，神效无比。瓜蒌大者 1 个切顶，装入须发一团，明矾 9g。将原顶盖好，黄泥包起火煅存性，去泥研细，黄酒送服，未溃者消，将溃即出脓收口，重者服用三服即愈。

螃蟹酒：治肿毒初起，蟹壳数个为末。阳肿黄酒冲服，轻一重二服，痊愈。

枇杷叶散：治瘰疬特效，枇杷叶 500g 去毛烧干，白糖 500g，不拘时服，用水送服，服完即愈。

三妙散：治九子羊，结核瘰疬，发满脖项，神效。金银花、蒲公英、夏枯草各 15g，水酒各半煎服。兼灸肩颙、曲池二穴，各七壮。

外搽蓖麻膏：不拘已破未破，贴众疮如神。沥青 30g，蓖麻 49 粒，杏仁 13 粒去皮尖，捣千余下，黏软贴之即消。一方玉簪花叶贴之；一方取嫩白玉簪花用，米糊浸一宿，蒸熟扯碎如膏样，贴患处即愈。

全蝎散：搽瘰疬神效，百发百中。全蝎 500g，麻油一盏浸三日，取出晒干，研末，细鹅毛蘸油搽疮上，一日 7 次，五日痊愈。

石灰散：治红肿烫火等伤。陈石灰（炒红）120g，大黄（炒红）、五倍子各60g，研醋调敷。

灶心土散：贴红肿烫火处。灶土烧红水飞，为末麻油调敷。

木槿叶、木槿花各 90g，捣敷痈肿特效。

矾麝膏：治肿毒初起，敷疮留顶一夜即消。白矾 15g，麝香 0.3g，捣如泥敷。

丝瓜散：治恶毒，痈疽、坐板疮。老丝瓜 1 个，连皮筋子烧存性，为末酒调搽，服蜜温下。

简易收口生肌散：山上陈牛粪细末，搽三五即愈。糊黑醋煮桑叶 6g，捞起贴疮生肌收口最效。

内托散：治诸疽已成，即溃腐去生新，未成即消。黄芪、人参、茯苓、当归、川芎、白术、金银花、甘草、肉桂、姜仁、白芷各 12g，水煎汤服。入好酒半杯温服，痛甚倍当归、川芎，加乳没。

铁茅圈膏：圈毒不得散走，芙蓉叶 30g 霜后取，文蛤（炒焦）、小粉、生南星、生法夏、生甘草各 24g，醋调敷，留顶出毒。

神效生肌散：乳香、没药、血竭各 6g，儿茶 9g，珍珠、龙骨各 3g，冰片0.6g，象皮 1.8g。火焙，末搽。速收口，倍珍珠，多年顽疮不收口专用此极效。又象皮 9g 火烧，乳香 6g，龙骨、没药、轻粉各 3g，朱砂 1.5g，冰片 0.15g。末细，先用茶椒汤洗净，再用此药干搽。不收口，加猫头骨。

按：《外科方外奇方》卷二神效生肌散。煅石膏、赤石脂、乳香、没药、轻粉、煅龙骨、血竭、儿茶、冰片、红升丹。治疮内脓将尽者。

解毒乌龙膏：阳证诸毒高肿不消，木鳖子（去壳）、半夏各 60g，小粉 120g，草乌 15g。四味铁锅内焙至黑色为度，研细，用新冷水调搽，一日 1 次。

按：《仙拈集》卷四解毒乌龙膏同。

回阳玉红膏：阴证寒邪流注风湿诸痹，脚气冷痛，痈疽坚硬，皮肉不变，特效。草乌、姜黄、赤芍、天南星、白芷各 60g，肉桂 15g，末细，热酒调敷，葱汁亦可。

生肌玉红膏：在溃烂流脓时，先用甘草、当归、白芷、独活各 6g，葱头 5 个，水 3 碗，煎洗后搽上此膏，用棉花或纱布或太乙膏盖之，一日一换。内服十全汤，即能脱腐生肌收口。

玉红膏方：归身、白蜡各 60g，甘草 36g，血竭 12g，轻粉 12g，白芷 15g，紫草 6g，麻油 500g。先将甘草、白芷、当归、紫草四味入油浸三日，铜锅内熬枯，滤去渣，将油煎涨，先下血竭酒化尽，次下白蜡亦化尽，将锅放水中 4 分钟左右，待微凝即下轻粉调匀，冷即收用。此方照称，不准加减。

内府玉红膏：治一切痈疽、疮毒、瘰疬、结核等症神效，熬一单可治千人。硇砂、血竭各 1.2g，阿魏、雄黄、乳香、没药、儿茶各 1.5g，珍珠（豆腐煮）、象牙（炙黄）、轻粉各 0.9g，黄丹 6g，共研极细，香油 90g，猪油、黄蜡各 30g。先将香油、猪油、黄蜡三味溶化入前药，看油红色为度。痛甚倍乳香、没药，紫血坚硬倍血竭；生肌收口，倍珍珠，若无亦可用石决明代珍珠。疮热加冰片，不收口加象皮，大疮加男发灰。调成膏，敷患处，亦可摊贴，备用。

简易玉红膏：止痛生肌疮易收口，香油 600g，熬数十涨（注：涨即沸，下同），下净头发 15g，渣枯直下鸡蛋十个调匀，又待渣枯，去发、蛋渣，下黄蜡 150g 化尽，又下飞黄丹 150g，调匀任用。

化腐紫霞膏：治一切恶疮瘀肉不腐、不溃，已脓不穿，特效。

轻粉、蓖麻仁（研）、螺蛳肉（晒干）各 9g，血竭 6g，巴豆 15g（去壳），樟脑 3g，金顶砒 1.5g（注：金顶砒见于《外科证治全生》：经制无毒，不伤人畜，同铅入器内，砒放铅底，火熔烟尽为度，铅上刮下者，名金顶砒），共碾一处，瓶收贮。临用时，用麻油调搽顽硬肉上，再用棉纸覆盖，或膏盖，2～3 次即腐烂为脓，点疮顶亦效破。

加味太乙膏：痈疽发背，一切恶疮湿痰流注，筋骨疼痛，跌打损伤，遗精，白带，神效无比。肉桂、白芷、当归、元参、赤芍、大黄、土鳖各 60g，血余炭 30g，阿胶 6g，乳香、没药各 15g，东丹 1200g，麻油 5000g，槐树枝 100 节。药入油内浸春三日、夏四日、秋七日、冬十日，入锅内熬至药枯浮起为度，停火片刻，将油滤去渣，先下血余炭，慢火熬至血余炭浮起，用柳条挑起看，似膏溶化之象，方算熬熟，净油 500g，放飞黄丹 195g 徐徐投入，火加大些。若在夏天，净油 500g 加飞黄丹 15g 不断搅动，等锅内先发青烟，后起白烟，气味香馥，其膏已成，住火膏滴入水中试软硬。若老加熟油，软加炒丹，端下锅来，阿魏切成薄片，盖膏面上化尽，次下乳没、轻粉调匀，倾入水中，用柳枝搅成一块，再入冷水浸片刻，趁温每膏 250g，扯百转成块，用时每一块在铜勺内化，随便摊贴，最妙。

按:《御纂医宗金鉴》卷六十二有加味太乙膏，可互参。

翠云散：治内毒已解，根脚不红。铜绿、胆矾各 15g，轻粉、熟石膏各 30g。

点药方：杏仁 49 粒（去皮尖），轻粉 9g，雄黄 3g。先研杏仁，后研轻粉和雄黄，猪胆调点。

鹅黄散：溃烂成片，脓秽多，而痰甚者。熟石膏、轻粉、炒黄柏各 9g，细末干搽烂疮上，生疤，毒尽乃愈。

（二）结毒主治方

初见蒸熏火收遍，或服用药不多，发表未尽，搽点收敛。初起筋骨疼痛、冷痛，用金蟾脱甲酒发汗。患者素体怯弱者，用芎当二术汤。头疼欲破者，用天麻饼子并吹碧云散。年久流窜筋骨不愈者，用五宝散、结毒紫金丹。素体怯弱，溃烂处不愈、不敛者，用十全汤加土茯苓。疼痛甚者，用雷火神针。已溃腐烂者，用解毒紫金膏。年远毒盛者，用玄武丹外搽灵药，依法施治，不可乱投凉药熏点。

仙遗粮方：初起筋骨疼痛及已破肌肉溃烂者，土茯苓、防风、荆芥、当归、川芎、天花粉、两宝（注：疑为银花，仙遗粮方原方有银花、黄连）、白蒺藜、薏苡仁、威灵仙各 3g，连翘、栀子、干葛、甘草、白芷、黄芩、牛膝各 1.8g，水煎服，后饮酒 2 杯。

芎归二术汤：已成未成，筋骨疼痛，步履艰辛，溃烂腐臭，不能生肌敛口。

苍术、白术、川芎、当归、人参、茯苓、薏苡仁、皂角刺、厚朴、防风、木瓜、木通、穿山甲、独活各3g，两宝6g，甘草、精猪肉各60g，土茯苓120g，水煎服。

消风脱甲散：治筋骨疼痛，腐烂作臭、气血壮实者。番白草、红花、甘草、威灵仙、栀子、蝉蜕、连翘、皂角刺、海风藤、薄荷、金银花、枫子肉、冬瓜皮、木通、苍术各3g，土茯苓120g，临入酒一杯。

熏洗方：苍术30g，川椒9g，水煎熏洗。

解毒紫金膏：明净香、细块红矾各500g，用麻油调稠，搽上此药，扎紧，并治臁疮。

按：《外科正宗》解毒紫金膏同。

碧玉膏：治腐烂臭秽，疼痛不敛，及风臁俱效。轻粉30g，杭粉60g，白蜡15g，乳香、没药、樟冰各6g。用公猪熟油90g，先熬化，倒入碗内，入上药调匀，水内炖1小时，待冷取出。创面先用葱汤洗净，然后用油纸角挑膏于掌心搽化，摊纸上对贴此膏。

五宝散：口鼻烂腐，筋骨疼痛，诸药不敛，服此药有效。钟乳石15g（以蜻蜓翅淬亮者真），琥珀、珍珠、朱砂各6g，冰片3g。共研极细，用白细面粉24g加入五宝散6g，每次服用3g，用土茯苓汤（1次用土茯苓90g，水一碗，煎汤）下。和匀五宝散3g，量病上下服，一日5次，十日痊愈。若鼻烂，加辛夷花9g，入土茯苓汤内。

结毒紫金丹：不论远年近日，腐烂臭败不堪，及咽喉唇鼻破坏。龟甲30g（炙焦黄为度），朱砂（明亮者佳）、石决明（煅红、童便浸3次）各6g。共为末极细，米饭为丸，麻子大，每服3g，量病位上下服，筋骨疼痛者，伴酒服下；腐烂者，伴土茯苓汤服下，重者四十日而愈，此方功效极大，胜过五宝散。

按：《外科正宗》卷三结毒紫金丹同。

结毒灵药：遍身及咽喉鼻唇腐烂者极效。水银30g，朱砂、雄黄、硫黄各9g，共研极细入汤罐内，四周用泥封固，上炖铁盏，内装冷水，底用火烧，3炷香燃尽为度，取出诸药、轻粉各15g，和匀研细。先用甘草汤洗净，搽上灵药，单油膏盖面，一日一换。咽烂者，诸药3g，加人中白0.6g，日吹3次。

硫黄不二散：咽内腐烂疼痛，汤水难下。硫黄3g，靛花1.5g，共为细末，冷水一大杯送服。

铅回散：治筋骨疼痛，朝轻暮重，喜热喜按。用铅250g，铜勺煎化，滴入水内，以化尽为度，待水澄清，取出，晒干，和硫黄等量混匀，瓷瓶收贮。每用3g，温酒调服，重者不过三日而愈。

草薢汤：治结毒筋骨疼痛，头胀欲破，及腐烂亦效。川草薢6g，苦参、防风、生首乌各3g，威灵仙、当归、白芷、苍术、胡麻、石菖蒲、黄柏各1.8g，羌活、川椒各1.2g，龟甲小半，红花、甘草各1.5g。水煎服，入酒一杯，量病上下服用，并吹碧云散。

按：《外科正宗》卷三草薢汤同。

碧云散：治结毒入于头顶，头胀欲破。川芎、鹅不食草各30g，青黛3g，令病人口噙冷水，用芦竹筒吹药于鼻腔内，先右后左，作嚏为效。

（三）阴疽主治方

回阳二建汤：治气血不足，诸疮痈疽不红不肿，皮色不变，恶寒眩晕，筋骨酸痛。人参、白术、白芍、附片、当归各15g，枸杞、川芎各12g，山茱萸、陈皮、木香各9g，厚朴（炒）、甘草、紫草各6g，独活3g，红花1.8g，生姜3片，皂根白皮9g引。

托里消毒散：治元气不足生疮，未成不消，已成者溃。人参、白术、白芍、黄芪、当归、川芎、茯苓、金银花各15g，甘草9g，皂角刺、白芷各6g。上气不足加川芎、升麻，中气不足加桔梗、化橘红，下气不足加牛膝、红花。

加味十全汤：治阴疽及诸疮百毒未成即消，水酒煎服。即十全汤加青皮、连翘、法半夏、香附各6g。

郑氏润燥膏：治肾火上升，喉痹腐烂，猪脂500g，熬化去滓，加白蜜500g，趁热调匀，每服一二勺，日服5次。

醒脾胃苓汤：治小儿大人脾胃虚弱，积食不化，往来寒热，少食腹胀，四肢浮肿，二便不调。陈米（炒焦）、陈皮、法半夏、茯苓、人参、白术、山药、苍术各12g，厚朴、泽泻、麦芽、木香、山楂、紫苏子、猪苓各6g，生姜3片，灯心草30寸引。

（四）阴疮主治方

阴器肿痛，小水涩滞，到晚寒热交作，此乃肝经湿热所致，宜龙胆泻肝汤2剂。小水通利，又以小柴胡汤加天花粉、木通、炒栀子。阴中突出如鸡冠一样，无故发热，此乃脾虚肝郁，宜补中益气汤加青皮、栀子、柴胡、黄芩。

外洗方：甘草、白芷、苍术、紫苏各15g，煎水熏洗。

外搽方：葱管、藜芦各6g，雄黄、轻粉、鳖头（焙黄）各3g，冰片0.6g。共为细末，洗后搽上。

外洗芎归汤：当归、川芎、白芷、甘草、龙胆草各6g，水煎熏洗。

阴中作痒，夜间发热作渴，不得平卧，此乃思虑过度，心肾不交。宜四物汤加栀子、龙胆草、黄连、知母。外用银杏散纳入阴户，二日而止。朝用八味丸，午用归脾汤加柴胡、茵陈痊愈。

阴器半边肿痛，身发寒热，口干便闭，脉实有力，用内疏黄连汤一服，便利口干乃止。肿痛尤甚，温毒结聚作脓，用四物汤加皂角刺、泽泻二服；脓熟胀痛以透脓散一服；出脓，八珍汤加丹皮、泽泻，8剂而安。

又阴中痒痛，发热作渴，肢体消瘦，脉洪浮数。用鲤鱼肉7枚，加香料炒熟，纳入阴中，3小时后取出，放入温水中，见有红虫爬出。

清肝渗湿汤：治脉浮，肝经郁滞，邪火流利，阴器肿痛，乃风热作痒。当归、川芎、白芍、生地黄、栀子、黄连、连翘、龙胆草各3g，柴胡、泽泻、木通、防风各1.8g，滑石6g，芦荟1.5g，甘草0.9g，淡竹叶、灯心草各20件引。

按：《外科正宗》卷四清肝渗湿汤同。

凉荣泻火汤：妇人郁生内热，小水涩滞，大便秘结，阴中火郁作痛。当归、川芎、白芍、生地黄、黄芩、黄连、柴胡、栀子、木通、茵陈、龙胆草、知母、麦冬各3g，甘草1.5g，大黄6g（酒炒）。便利，去大黄。

银杏散：湿热下注，阴中作痒，内外生疮。杏仁、轻粉、水银（铅碾细）、雄黄各3g，共为末。每用1.5g，枣肉1枚为丸，系绵包里，留线一条在外。先用塌痒汤洗净，再将此药纳入，二日一换。塌痒汤外洗：苦参、威灵仙、蛇床子、归尾、狼毒各150g，鹤虱草30g，水煎，公猪胆汁3枚熏洗。

按：《外科正宗》卷四银杏散同。

（五）伤寒发颐主治方

柴胡葛根汤：治项前后初起结肿，疼痛身热口渴，红肿坚硬，用此清热解毒。柴胡、干葛、黄芩、天花粉、桔梗、连翘、牛蒡子、石膏各3g，甘草1.5g，升麻0.9g，不用引。

牛蒡甘桔汤：治表邪已尽，耳项结肿，不热微红疼痛。牛蒡子（研炒）、桔梗、陈皮、天花粉、川芎、黄连、苏木、赤芍、甘草各3g，不用引，食后服。

外搽如意黄金散、冲和膏（肿疡）、托毒消毒散（肿疡门）、补中益气汤（溃疡门）。

（六）瘤发主治方

此症多生手足掌心及腰腿伸缩之处，浸肿无头，憎寒发热，沉重烦渴，宜羌灵丹，按疽治法。

（七）小腹痈主治方

十全大补汤：七情火郁，脾虚气滞，初起小腹漫肿无头，皮色不变，红者易治，不红者难治。七日前，宜艾火灸顶七壮；次服药，宜十全大补汤，倍用参、术、羌、附；外搽玉红膏。

（八）鹤口疽主治方

鹤口疽三阴虚损，浊气湿痰流结，生在尾闾高骨尖上。

滋阴除湿汤：治初起朝寒暮热，日轻夜重，为疽。当归、川芎、白芍、熟地黄各6g，柴胡、黄芩、贝母、知母各4.8g，泽泻、甘草、地骨皮各3g，生姜3片引。空腹服用。

和气养荣汤：已溃不内消，服此内托。人参、白术、陈皮、熟地黄、当归、黄芪、丹皮各6g，沉香、甘草各3g，不用引。

滋肾保元汤：治溃后元气不足，脓水清，久不愈。人参、白术、黄芪、熟地黄、杜仲、归身、茯苓、山萸肉、丹皮各6g，附子、肉桂、甘草各3g，生姜3片，大枣2枚引。

（九）龙泉疔、虎发（虎须）毒主治方

龙泉疔、虎发毒乃肾督二脉受外邪，（龙）发在人间，（虎）生于地角上，初起疙瘩，次生肿痛，渐发寒热，恶心干呕，腮项俱肿，项疔宜挑破，蟾酥饼盖，泄毒气；四边肿毒，宜如意黄金散。有表证，宜荆防败毒散，加黄连、黄芩、牛蒡子；里证，宜内疏黄连汤。

（十）石榴疽主治方

石榴疽乃少阳内火外泄而成，生在肘上一寸，初起黄粟小疱，根脚开大，色红坚硬，肿如碗大，破泛叠出如榴子状，寒战独出为重疟，初灸艾火九状，内服蟾酥丸发汗，蟾酥饼盖顶上，四周外涂如意黄金散，内服菊花清燥汤：干菊 12g，当归、川芎、知母、贝母、白芍、生地黄、麦冬、地骨皮各 6g，升麻、犀角、甘草、柴胡、黄芩各 3g，淡竹叶、灯心草各 20 件引。有难症，按痈疽治法，骨槽风主治方。郁怒伤肝，忧虑伤脾，初宜艾灸耳垂下，七壮，头顶盖太乙膏，四周用真君妙贴膏，俱敷肿上。内肿用针刺出恶血，冰硼散外搽，使内外毒气得解。

清阳散火汤：治初起及耳项作痛。升麻、白芷、黄芩、牛蒡子、连翘、石膏、防风、当归、荆芥、白蒺藜各 3g，甘草 1.5g，不用引。

按：《喉科紫珍集》卷下、《外科正宗》卷四均有清阳散火汤。

冲和汤：溃后脓臭，秽气，触此疼痛不止。人参、白芍、白术、黄芪、当归、川芎、甘草、桔梗、白芷各 6g，肉桂、麦冬、藿香各 3g，生姜 3 片，大枣 2 枚引。临服入酒一杯，食后服。

（十一）穿踝疽主治方

荆防败毒散：穿踝疽乃湿热下注，停滞而成。初起内踝肿痛，痛彻骨底，举动艰辛，甚则窜及外踝通肿，有头者易破，无头者难溃。初起寒热交作，宜荆防败毒散加牛膝散治之；成脓者，针之；腐而不愈者，玉红膏外搽。

（十二）大麻风主治方

麻风乃南地异症，但感受不同，体虚骤被太阳暴晒，露雾风雨此感，凝结肌

肤，或外邪所袭，或露外当风及洗浴乘凉，或风水所招，或世代留袭，初发红斑，久则破腐浮肿，皮死无脓，肉死刀割不痛、麻木不仁、破溃流水，筋死指节脱落，骨死鼻梁崩塌，此五症俱为不治。肌肉未死，宜羌灵丹；心受损目，肝受发紫疱，鼻受遍身为癣，肺受眉毛先脱，肾受足内先穿，此为五败症。后服神真丹，加白花蛇久服自愈。肌肉死者，先用必胜散疏通脏腑，次服羌灵丹，每日酒化 1 丸，活血通脉，服到一月，换服苦参丸，轻者半年，重者一年，渐愈兼服药酒，戒厚味，可保终身不发。

羌灵丹：治麻风初起，麻木不仁，皮肤破裂，手足拳挛，肢体不便，趾足但未穿脱者。

必胜散：治血热秘结，脏腑不通。大黄、槟榔、白牵牛各 3g，粉霜 4.5g。共为细末，年壮者五服，虚者七服。用生姜 120g 捣汁，赤砂糖 9g，冷水一大杯，三味和匀，临卧待腹中稍空，炖温，通口服之即卧，到三更遍身麻木如针刺，头、齿缝俱痛，此药寻病之功已达，则大小二便者出白黑黄红虫之类，一月内服用此药 3 次，渐愈，眉发肌肉俱生为旧。齿缝出血者，漱净才服药。漱药方：贯众、黄连各 9g，水二盅煎至半盏，冰片少许，每日漱之，其血自止。忌动风油腻之物。

按：《外科正宗》卷四必胜散同。

苦参丸：治麻风无论新久，穿破溃烂老幼俱效。苦参、枫子肉、荆芥、防风、白芷各 180g，全蝎、何首乌、白附子、枸杞、威灵仙、当归、大胡麻、川芎、蒺藜、大皂角、川牛膝、牛蒡子、独活各 150g，蔓荆子、风藤、羌活、连翘、苍术、天麻、杜仲、草乌（去皮尖）、甘草、杏仁、白花蛇（炙黄，切片）各 60g，人参 30g。共为细末，醋打老米糊为丸如梧子大，每服 40 丸，温酒空心下，忌口为佳。

麻风酒药方：虎骨、防风、当归、羌活、秦艽、苦参、松节、牛膝、僵蚕、苍术、鳖甲、枸杞、白茅根各 90g，蓖麻仁 30g，将雪酒 12500g，用袋装药入酒罐内浸，封住口，煮二炷香时取出，开罐去水，内伏一时，即吃数杯，以醉为度。

外搽雄黄散：治麻风眉毛发脱落、作痒。雄黄、硫黄、凤凰衣（焙黄）各 15g，穿山甲（炒黄）10 片，滑石 30g，牛油 60g。

按：《外科正宗》卷四雄硫散组成、功用均同，上各为细末，用半油核桃肉30g捣烂，同公猪胆汁1个，同前药和匀。青纱包药油，外涂脱发处。

固元汤：治阴阳枢纽不固，咳喘身热汗出。熟地黄、人参各30g，山药、山茱萸、胡桃肉各15g（炭），茯神12g，炙甘草9g，五味子6g引。

十全汤：治脾胃怯弱，气血不足，发热恶寒，及未成脓者，加陈皮、连翘、香附、半夏。

八珍汤：调和元气，顺理阴阳，滋养气血。

补中益气汤：治脉洪大无力，元气不足，身倦口干，发热，头痛，恶寒，喘烦声高。黄芪、人参、当归、白术、炙甘草各3g，升麻、柴胡、陈皮各0.9g，麦冬1.8g，五味子1.5g，姜枣引。

人参养荣汤：治原气血不足，不能收敛，发热恶寒，倦怠，面黄短气，口淡无味，溃后多服此方，不变生他症。黄芪、当归、白术、陈皮、桂心、甘草各6g，白芍4.5g，熟地黄、五味子、茯苓各2.4g，远志1.5g，姜枣引。

人参黄芪汤：虚热不卧，少食，秽气，所触作痛。黄芪、人参、当归、白术、麦冬、苍术、甘草、陈皮、升麻、神曲、五味子（炒）各1.5g，黄柏（酒炒）0.6g，姜枣引。

内补黄芪汤：治涩脉不卧，自汗口干，体倦乏力，不食。黄芪、人参、茯苓、当归、川芎、白芍、熟地黄、肉桂、远志、麦冬各3g，甘草1.5g，姜枣引。

托里清中汤：脾胃气虚，咳嗽痰气不清。人参、白术、桔梗、陈皮、法半夏、茯苓各3g，麦冬、五味子、甘草各1.5g，姜枣引。

和中汤：中气虚弱，肿不消溃不敛。人参、白术、茯苓、陈皮、法半夏、高良姜各6g，木香、甘草各3g，姜枣引。

建中汤：元气素虚，寒凉伤脾损胃呕泻。人参、白术、茯苓各6g，法半夏、炮姜各3g，附子2.4g，甘草1.5g，姜枣引。

温中汤：脉虚身冷，阳弱阴寒，反变不痛，脓水清稀，心下痞满，肠鸣腹痛，大便微溏，昏愦短气，呕逆不顺。白术、茯苓、木香、丁香各1.5g，法半夏、陈皮、羌活、益智仁、高良姜、人参、白豆蔻、甘草各3g，附片6g。

圣愈汤：脉细空无力，血虚极恶，烦躁，不安眠卧，脓液量多，熟地黄、生地黄、川芎、人参各15g，归身、黄芪（盐水炒）各6g。不用引。

保元大成汤：元气素虚，脓液量多，神无所主，六脉虚细，足冷身凉，便秘便泄，肉色微红，胸腹饱满。人参、白术、黄芪（蜜炙）各6g，茯苓、白芍、陈皮、归身、炙甘草、附子、山萸肉、五味子各3g，木香、砂仁各1.5g，干姜3片（去皮），枣3枚引。

独参汤：气血两亡，汗如雨下。人参60g（切片），大枣10枚熬膏，分作3次服，温酒化下，徐徐吞服。

香砂六君子汤：脾胃虚弱，恶心呕吐。陈皮、法半夏、茯苓、人参、白术各3g，甘草、藿香、砂仁各1.5g，姜枣引。

清震汤：脾胃虚弱，偶伤生冷气恼劳后，入房梦遗，以致火邪趁入中脘，乃生呃逆。益智仁、陈皮、法半夏、人参、甘草、香附各3g，柿蒂2个，泽泻0.9g。如手足冷，加熟附子3g，姜3片，枣2枚，灯心草2根。

醒脾益胃汤：脾胃虚弱，遇伤生冷，小便不利，胸膈不宽，四肢面目浮肿。人参、白术、山药、茯苓、法半夏、陈皮各6g，苍术、厚朴、泽泻、麦芽、木香、山楂、紫苏子、猪苓各3g，陈米（炒黄）6g，生姜3片，灯心草2根。

寒痛散：溃后脓液量多，血虚疼痛难忍。乳香、没药、归身、熟地黄、川芎、白芍、肉桂各3g，粟壳6g（蜜炙，泡去筋膜），随病位上下服，不用引。

归脾汤：忧虑伤脾，心血不足，心悸心慌。白术、茯神、黄芪、酸枣仁、龙眼肉各6g，木香、人参、炙甘草各3g，姜枣引。

神应异功散：阴盛阳虚发热，口渴欲热饮，手足冷，大便自利，脉虚不知其热。木香、官桂、当归、人参、茯苓、陈皮、白术各6g，法半夏、丁香、附片、肉豆蔻、厚朴各3g，姜5片，枣3枚引。阳气脱陷，寒气迫阳于外，发热躁烦，口干作渴，应加干姜、肉桂、附子，津即生，热即退。

参术地黄膏：治气血大虚，嗽后乏力，自汗短气，腹满不食。人参250g，云片白术、庆云熟地黄各180g。以上俱熬膏，另收贮，勿泄气。气血虚，人参90g，白术60g，荆芥30g，温酒化服；脾虚，术三、参二、芥一。

八仙糕：治久病脾胃虚极，饮食呕泻。人参、山药、芡实、茯苓、莲肉各180g，糯米2升，粳米7升，白糖1500g，白蜜500g，同蒸成糕。

二神丸：治脾胃虚弱，饮食不消，大便溏泄，及肾泄。补骨脂（微炒香色）120g，肉豆蔻60g（肥大为佳，切片温皿去油），老生姜120g（切片），大枣49枚，煮至水干为度，枣肉为丸，清米汤下 9g。

按:《普济本事方》卷二二神丸同。

八味丸：治疽已发未发，口干作渴，舌干黄硬。茯苓、山药、丹皮各120g，山萸肉150g，泽泻（蒸）、五味子各90g（炒），肉桂18g，熟地黄240g。共为细末，蜜为丸，每服6g，汤下，平时服酒下。

红铅选化丹：治元气不足，风寒外侵，毒气下陷，变为阴塌不痛。红铅6g（炙），人参、茯苓、山药各30g，炙甘草、桔梗各15g，辰砂、寒食面各22.5g，麝香2.4g，冰片1.8g，乳粉6g，头男乳汁（头胎是男孩的妇人）晒干，研细，和蜜60g煎至小片，和药为丸豆大，金箔为衣蜡固，勿令泄气。每用3丸，热酒化下，以出汗为妙，并治呕吐、怔忡、泄痢。心经病用菖蒲，肝经病用远志，脾经病用生姜，肺经病用麦冬，肾经病用五味子，煎汤吞药，要重阳端午吉日制，忌鸡犬、女人不洁等。

万灵丹：治风温、风湿、湿痰、流注、痛疽、半身不遂之气血凝滞，遍身走痛，步履艰辛，偏坠疝气，伤风牙关紧闭，大疮初起，七日前后未成脓者，伤寒头痛烦渴，恶寒体疼，呕吐沉重，恍惚闷乱，皮肤壮热，四时感冒，待变瘦症。每用1丸，连须大葱煎汤一盏送服，以被盖出汗为度。苍术250g，全蝎、石斛、明天麻、当归、炙甘草、川芎、羌活、荆芥、防风、麻黄、北细辛、川乌（泡去皮）、草乌（去皮尖）、何首乌各30g，雄黄、朱砂各18g，共为细末。炼蜜为丸，分作三等：30g 三丸，30g 四丸，30g 六丸。

按: 万灵丹见《济阳纲目》卷一。

琥珀矾蜡丸：治疽已成未成，毒气不能外出，必致内攻，预服此丸，护膜护心。黄蜡30g，白矾、蜂糖（隔入）各6g，朱砂3.6g，琥珀3g（另研极细），蜡蜜煎化，稍凝入药调匀，众手各做丸药豆大，砂为衣，瓷罐收贮，每服三二十丸，早晚各1次。

黍米寸金丹：治暴中急症，忽然卒倒，撬牙灌三丸，及附骨疽初起勿分表里轻重，或重或轻俱效。乳香、没药、麝香各1.5g，雄黄、狗宝、轻粉、乌金石各3g，蟾酥、硇砂各6g，粉霜（水银炼白色）、黄蜡各9g，鲤鱼胆3个（阴干），狗胆1个（干用），白丁香49粒，头男乳汁。先将蜡乳熬成膏，用药和丸小豆大，小人1丸，大人5丸，冷病用葱汤，热证用冷水送服，勿令透风，出汗为度，病后白粥调理。

如意黄金散：天花粉 5000g，黄柏、姜黄、大黄、白芷各 2500g，厚朴、陈皮、甘草、苍术、天南星各 1000g，晒干研极细，葱蜜调敷。汤泼、火烧，麻油调敷。天泡、火丹、杖疮，清凉散调敷，及黄水漆疮亦用。

真君妙贴散：硫黄 5000g 为末，荞面、白面各 2500g，清水和成泥状，切片阴干，临用细末。皮破，血流湿烂，麻油调敷；天泡、火丹、肺风，染布青汁调敷。

按：《集验方仙传外科集验方》真君妙贴散：通明硫黄 90g，荞麦粉 6g，研末，以井花水调和，稀稠得所，捏作饼子晒干，或焙干收之。

铁桶膏：治诸肿诸疮，根脚走散不收束者。五倍子 30g（微炒），铜绿、白及各 15g，轻粉、郁金各 6g，胆明矾 12g，麝香 0.9g。共为末，陈米醋熬稠调敷。根脚走散不收者，用绵纸盖其根。

按：铁桶膏见《外科正宗》卷一。

冲和膏：治痈疽发背，阴阳不和，冷热不明。紫荆皮 150g（炒），独活 90g（炒），赤芍 60g（炒），白芷 30g，石菖蒲 30g。共为末，葱汤热酒俱可调敷。此药生血止痛，破风消肿，活血散瘀，为祛冷软坚之良药，百发百中。

煮拔筒方：治肠溃脓毒不得外出，必致内攻，乃生烦躁，用此拔。羌活、独活、紫苏、艾叶、新菖蒲、甘草、白芷各 15g，连须葱 60g，疮顶刺 3 孔。

按：徐大椿《徐评外科正宗》卷二"煮拔筒"方，对煮拔筒的方法有详细介绍，可参考。

猪蹄汤洗方：治诸疮溃后，用此方外洗。羌活、甘草、赤芍、黄芩、白芷、当归、蜂房各等分，煎水；又方独活、白芷、当归、甘草各 6g，葱头 5 个，水适量，3 碗。

加味太乙膏：治一切恶疮，损伤跌仆，湿痰流毒，风温风湿，遍身筋骨走注作痛，内伤风郁，腿脚酸软，腰膝无力，刀伤棒毒，五损内痈，七伤外症（男遗精，女白带），脏毒肠痈，俱贴脐下。肉桂、白芷、当归、元参、赤芍、生地黄、大黄、土鳖各 60g，阿魏、没药（末）各 6g，轻粉 12g，槐柳枝各 100 段，血余炭 30g，东丹 1200g，乳香 15g（末），麻油 2500g。药浸春五日，秋七日，夏三日，冬十日。每净油 500g，加飞黄丹 180g，煎好时每 250g 扯投百转，临用取一块在铜勺内软化，随便摊贴。

生肌玉红膏：专治祛腐生新，临用挑于掌心搽化后搽上，外贴太乙膏。白芷15g，归身、白蜡各60g，甘草36g，血竭、轻粉各12g，紫草6g，麻油500g。将二草、芷、归四味粗末入油内浸五日，用大铜桶煎微枯色，细消滤清去渣，滚下血竭化尽，次下白蜡微火化，先用四个茶盅取起。冷时，每盅调轻粉3g。

化腐紫霞膏：治诸疮已成，不作脓，及后脓不穿溃，用此自穿自溃。巴豆白仁15g，车前子、血竭、轻粉、螺蛳肉（晒干）各6g，樟脑3g，金顶砒1.5g，共为细末，临用麻油调搽顽硬肉上，绵纸盖上，或膏俱可，不过2次即穿。

（十三）肿疡主治方

神授卫生汤：治痈疽、脑疽、对口疽、丹瘤、瘰疬疔疮、湿痰流注，及一切疮症。未成者即消，已成者即溃。此药能宣热散风，活血逐瘀，疏通脏腑，性和平，效甚速。金银花、皂角刺、甘草、归尾、天花粉各3g，羌活2.4g，防风、白芷、沉香、红花、连翘、穿山甲（土炒）、石决明（煅）各1.8g，乳香1.5g，大黄6g（酒炒）。水2碗煎服，病在下先喝酒后服药，病在上先服药后喝酒。

内消沃雪汤：治五脏内痈，肛门脏毒，尻臀诸肿，初起未成脓者，坚硬疼痛。陈皮、青皮、乳香、没药、连翘、黄芪、当归、甘草、白芷、射干、天花粉、穿山甲（炙）、贝母、白芍、金银花、皂角刺各2.4g，木香1.2g，大黄6g，水酒各一碗煎服。

按：《古今医鉴》卷十五、《东医宝鉴》均有内消沃雪汤，制用法小异。

内消散：治症同卫生汤。金银花、知母、贝母、天花粉、白及、法半夏、乳香、皂角刺、穿山甲（炙）各3g，水酒各一碗，随病上下服。

双解复生散：治诸毒初起，憎寒发热，口干，便秘，此方发表攻里。荆芥、防风、川芎、白芍、黄芪、麻黄、甘草各1.5g，当归、薄荷、栀子、连翘、滑石、金银花、羌活、人参、白术各2.4g，大黄、芒硝各6g。表甚加葱姜，里甚加生蜜三匙引。

按：《外科正宗》卷一双解复生散组方同。

清热消风散：治已成未成，外无恶寒，内无便秘，此方和解。当归、川芎、防风、黄芩、白芍、天花粉、金银花、甘草各1.5g，连翘、红花、柴胡、苍术、陈皮、黄芪、皂角刺各 3g，不用引。妇人，加童便炒香附。

内疏黄连汤：治脉实有力，发热作呕，烦躁欲冷，舌干口苦。木香、黄连、黄芩、当归、栀子、白芍、薄荷、槟榔、桔梗、连翘各 3g，甘草 1.5g，大黄 6g。水煎，临服加蜜二钱匕。

内固清心散：治痈疽疔痰，热甚烦躁，可换服此方，不须辨证。茯苓、辰砂、人参、明粉、白豆蔻、甘草、乳香、雄黄、冰片各 3g，绿豆粉 60g。每服小半，绿豆汤下，不拘时服。

按：《外科正宗》卷一内固清心散组成同。

护心散：治疮毒内攻，口干烦躁，恶心呕吐。绿豆粉 30g，乳香 9g，朱砂、甘草各 3g。为末，每服 6g，开水送服，早晚各 1 次。

按：《外科正宗》卷一护心散同。

托里消毒散：治诸疮已成脓者溃，未成脓者消。人参、白术、白芍、黄芪、当归、川芎、茯苓、金银花各 3g，甘草、皂角刺、白芷、桔梗各 1.5g。水煎服，气虚去白芷，加人参。

排脓散：治溃后流脓。当归、白术、人参各 6g，川芎、白芍、黄芪、陈皮、茯苓各 3g，香附 2.4g，肉桂 2.4g，甘草 1.5g。病位在上加白芷，病位在中加桔梗，病位在下加牛膝各 1.5g，姜 3 片引。

乳香黄芪散：止痛。乳香、没药各 1.5g，黄芪、粟壳、人参、甘草、归身、川芎、白芍、陈皮、熟地黄各 3g，不用引。

神功内托散：脉虚细，治十四日，当腐不腐，当溃不溃。当归 6g，白术、黄芪、人参各 4.5g，白芍、茯苓、陈皮、附子各 3g，木香、炙甘草各 1.5g，川芎 3g，穿山甲 2.4g，煨姜 3 片，大枣 2 枚引。

透脓散：治脓不流出。黄芪 12g，穿山甲、川芎各 9g，当归 6g，皂角刺 4.5g，临服入酒一杯。

竹叶黄芪汤：治表里热甚，口干大渴。黄芪、黄芩、甘草、当归、川芎、白芍、人参、半夏、石膏、麦冬各 2.4g，生地黄 3g，淡竹叶 10 片，姜 3 片，灯心草 20 根引。

按：《医宗金鉴》竹叶黄芪汤组方同。

回阳二建汤：脉细身凉，阴疽不疼、不痛、不热、不红，坚硬为石，皮如鳖甲，色似代赭石，根脚平软，无脓不腐，手热足冷。附子、人参、黄芪、当归、川芎、茯苓、枸杞、陈皮、山萸肉各3g，木香、甘草、紫草、厚朴、苍术、红花、独活各1.5g，干姜3片，皂根白皮6g。临服入酒一杯，随上下神灯照法。七日前未成脓者自消，已成即溃。雄黄、朱砂、血竭、没药各0.6g，麝香1.2g，共为细末，每用0.9g，棉纸裹药为丝，长寸许，用其麻油润透，每次二三条，热后敷药方，车前草、豨莶草、五龙草、金银花各等分，末敷，中留出气。

试病生死法：一枝梅，每用芡实大一粒饼贴在印堂之中，燃官香1根，香尽去药，候1小时，看贴药处，现红斑晕色者生；不肿不红，皮肉不变，照旧者死。不论急慢惊风，老幼痢疾，内外诸病，贴药便知生死。朱砂、五灵脂各9g，银珠4.5g，麝香0.9g，蓖麻仁1.5g，雄黄、巴豆仁（不去油）各15g，在净室中研细，午时加油，臁脂为膏。女人鸡犬忌见。用后（注：用后将药物）送入河中（注：米易原为民族地区，民间习有河水送瘟疫）。

（十四）乳痈主治方

牛蒡子汤：不论新久未成脓者。陈皮、牛蒡子、栀子、金银花、甘草、瓜蒌仁、黄芩、天花粉、连翘、皂角刺各3g，柴胡、青皮各1.5g。水煎临服入酒一杯，空心下。

橘柴散：治内吹、外吹结肿，寒热交作及呕吐厚味。柴胡、陈皮、川芎、栀子、石膏、青皮、黄芩、连翘各3g，甘草1.5g，橘子叶20片引，空心下。

清肝解郁汤：治忧郁气滞，不痛不痒，久激作痛，面黄少食。当归、生地黄、白芍、川芎、法半夏、陈皮、香附各2.4g，山茱萸、远志、茯神、贝母、木通各1.2g，姜3片，空心服。

鹿角散：初起未成脓者，鹿角尖3寸炭火煅红，细末每服9g，食后热酒送服即消。

孩死回乳方：当归、川芎、熟地黄、白芍各6g，麦芽60g（炒末），水煎空心下并用带扎。初起宜羌灵丹，溃后宜益气养荣汤。脉细虚者，先宜逍遥散加香附、贝母；后宜八珍汤，加远志、柴胡、香附、贝母四味。如男忧郁伤肝，宜小柴胡汤加青皮、栀子、远志、贝母。

（十五）肠痈主治方

肠痈即是小腹胀痛，小腹坚硬如掌，按之则痛，小便频数，未成脓者。

大黄汤：熟地黄、朴硝、丹皮、白芥子、桃仁（去皮尖研）各6g，水煎空心下。

活血散瘀汤：治经产败血及暴急奔走，杖后瘀血流入脾胃，成痈大便秘。川芎、归尾、赤芍、苏木、丹皮、枳壳、瓜蒌仁、桃仁各3g，槟榔1.5g，酒制大黄6g。

牡丹散：腹濡而痛或时而下脓，人参□□（注：□原稿遮蔽）、白芍、茯苓、黄芪、牡丹皮、桃仁、白芷、当归、川芎、甘草、官桂各1.5g，木香0.9g，不用引。

按：《仁斋直指》卷二十三牡丹散、《校注妇人良方》卷二十四牡丹汤、《外科发挥》卷四牡丹皮散。人参、牡丹皮、白茯苓、天麻、黄芪、木香、当归、川芎、辣桂、桃仁、白芷、薏苡仁、甘草。益气活血，散寒排脓。主治肠痈冷证，脓溃正虚，腹泻而痛，时时利脓。

七肾散：治溃脓淋漓不尽，面黄不食，盗汗难卧。熟地黄、山药、山萸肉、人参、茯苓、丹皮、黄芪各3g，煨姜3片，大枣2枚引，五灵脂、蒲黄（均炒）各6g，醋煎数涨，入水一杯取汁服。此方治妇人血瘀积血绞痛，腹内疼痛，不省人事，及男子诸疝痛。

排脓散：治脉滑而数，里急后重，小腹胀痛，时而下脓。当归、川芎、黄芪、白芷、穿山甲、金银花、防风、瓜蒌仁各3g，不用引，水煎空心服。

瓜蒌仁汤：治产后恶露未尽，及经后停血肠胃作痛。薏苡仁12g，桃仁、丹皮、瓜蒌仁各3g，不用引，水煎空心服。

苡仁汤：治腹中作痛，胀满不食，小便涩滞，产后多尽此症，即非痈亦效。车前子、瓜蒌仁各9g，丹皮、桃仁（去皮尖）各6g，白芍3g不用引，水煎空心服。

银翘败酱散：治愈肠痈数十人。金银花15g，山茱萸、连翘、败酱草、蒲公英、丹皮各9g，乳香、甘草各6g，水煎服。外用食盐1500g，炒热熨患处。此症疼痛在小腹右侧。

（十六）脏毒主治方

黄连除湿汤：湿热流注肛门，结肿作痛，二便不利。黄芩、黄连、川芎、当归、防风、苍术、厚朴、枳壳、连翘各3g，甘草1.5g，朴硝、大黄各6g，不用引，水煎空心服。

凉熟地黄汤：治脚膝无力，头昏眼花，及已成、未成肛门作肿疼痛，或大便秘或泄或血。当归、川芎、白芍、白术、生地黄、茯苓各3g，黄连、地榆、人参、栀子、天花粉、甘草各1.5g，不用引，空心服。

内托黄芪散：已成红色光亮作脓，肤烫，内消，服此即溃。白芍、白术、黄芪、当归、川芎、陈皮、穿山甲、皂角刺各3g，槟榔0.9g，不用引，空心服。

（十七）风湿门附骨疽主治方

五积散：治风湿入积经络，故筋挛作痛，腰脚酸痛，遍身拘急，发热恶寒，头痛。苍术6g，茯苓、桔梗、当归、川芎、白芍各4.5g，麻黄、肉桂、枳壳、高良姜、厚朴各2.4g，白芷、法半夏、陈皮、甘草各1.5g，姜3片引。头痛加葱白3根，脚痛加牛膝、红花各1.8g。

内托羌活汤：治尻肾患痈，两尺脉紧数，按之无力。羌活、黄柏、防风、归尾、肉桂、藁本各3g，黄芪4.5g，连翘、甘草、苍术、陈皮各1.8g，红花1.5g，水酒煎服。

当归拈痛方：治湿热下注，腿脚生疮，赤肿作痛，腰脚酸痛，遍身重痛，顽麻作痒。羌活、防风、当归、茵陈、苍术各6g，苦参、升麻、白术各4.5g，甘草、干葛、黄芩、知母、泽泻、猪苓、人参各1.5g，黄柏0.9g，不用引。

内托黄芪汤：治脉细而弦，按之洪缓有力，湿热腿内透膝患痛，初起肿痛（厥阴经）。黄芪（盐水炒）、当归、柴胡、木瓜、连翘各3g，羌活、肉桂、生地黄、黄柏各1.5g，水酒煎服。

内托酒煎汤：治湿热中于（少阳、阳明）腿外，患痛坚硬漫肿作痛。黄芪、当归、柴胡各6g，肉桂、连翘、升麻、牛蒡子各3g，黄柏、甘草各1.5g，水酒煎服。

茯苓佐经汤：治四气乘于少阳，腰腿发热疼痛，头昏目眩，呕吐不食，胸膈不利，心烦。陈皮、法半夏、茯苓、白术、苍术各 3g，藿香、泽泻、甘草、干葛、柴胡、木瓜、厚朴各 1.5g，生姜 3 片引。

附子六物汤：治四气流注太阴，骨节烦痛，四肢拘急，自汗气短，小便不利，手足时有浮肿。附子、甘草各 3g，防己、白术、茯苓各 2.4g，桂枝 1.5g，生姜 3 片引。

小续命汤：治寒湿之气中于三阳，致身不热，所患烦痛或肿或不肿，腿膝顽痹，及脚转筋，遍身百节挛重，小肠疝气攻冲。人参、防己、防风、附子（生）、白术、川芎、麻黄（亡汗去）、桂枝、黄芩、白芍各 6g，甘草 3g。临服入姜汁 1 杯。如发热自汗，去麻黄，减桂枝一半。

按：小续命汤出自《备急千金要方》卷八，原书并有详细加减使用方法。

大防风汤：治三阴之气不足，风邪乘于两膝，故膝大腿细，名鹤膝风。又治附骨疽，漫肿无头，腿膝俱肿，疼痛难忍及痢后脚弱，不能行走。人参 6g，防风、白芍、白术、附子、当归、川芎、杜仲、黄芪、羌活、牛膝、甘草、熟地黄各 3g，生姜 3 片引。

槟苏散：治风湿流注，腿脚酸痛，瘀痹不仁，呕吐不食。槟榔、紫苏、木瓜、香附、陈皮、大腹皮各 3g，羌活 1.5g，木香 0.9g，葱、姜各 3 件引。

按：《外科正宗》卷三槟苏散同。

加味败毒散：治四气流注三阳，脚踝寒热为疟，自汗出恶风，及无汗恶寒。人参、羌活、独活、柴胡、前胡、川芎、茯苓、桔梗、枳壳、甘草、木瓜、苍术各 2.4g，生姜 3 片引。若便秘，加大黄。

健步丸：治饮酒过多，损伤脾肺，脚腿沉重无力，屈伸不利，行步艰难。苦参（酒洗）、防己（酒浸为烧）、羌活、柴胡、滑石（炒）、天花粉、甘草各 1.5g，防风、肉桂各 9g，泽泻 15g，川乌（泡去皮），共为细末，酒糊为丸小豆大，温酒下，每服 30 丸，空心服。

大腹子散：治风毒脚气上攻，寒热交作，肢节烦痛，心神壅闷。槟榔、紫苏、木瓜、羌活、荆芥、赤芍、木通、独活、桑白皮、青皮各 1.5g，枳壳 3g，甘草 0.6g，姜 3 片，葱白 3 根引，空心服。

千里健步散：细辛、防风、白芷、草乌各 15g。末，放入鞋底内润湿，行路不肿不痛。

雷火神针：治漫肿无头，皮色不变，筋骨疼痛，起坐艰难。艾叶 9g，丁香 1.5g，麝香 0.6g。纸裹小指大，用纸七层，待不痛方起针，重 2 次，轻 1 次，七日后火疮大发。

追风逐湿膏：治四气伤骨，筋骨疼痛，麻木湿痹，不能步履。川乌、草乌、豨莶草、麻黄、法半夏、海风藤、天南星、羌活、蓖麻子（打碎）、桂枝各 60g，独活、细辛、当归、白芷、苍术、大黄各 30g，切细葱姜汁各二碗，浸一日一夜，香油 500g 熬至药枯滤去渣。每油 500g 加飞黄丹 300g，再熬滴水成珠不散，次下松香末、胡椒、轻粉各 60g，白芥子 120g，用钵收贮，临用热汤炖化，红绫缎摊贴，七日后诸病痊愈。

独活寄生汤：治肝肾虚弱，风湿内攻，足腰缓肿，及膝痹挛重。独活 6g，茯苓、川芎、当归、防风、白芍、桂枝、人参、北细辛、杜仲、秦艽、牛膝、熟地黄、桑寄生各 3g，甘草 1.5g，生姜 3 片引。

神应养真丹：治厥阴四气所袭，脚膝无力，左痛右痪，半身不遂，手足顽麻，言语謇涩，气血凝滞，遍身疼痛。当归、川芎、白芍、天麻、羌活、熟地黄、木瓜、菟丝子各等分。末，蜜为丸，1 次服用 80 丸，小豆大，盐汤温酒下。

按：《三因极一病证方论》卷三神应养真丹同，并有加减用法。

三因腾骏丸：治元真二气不足，虚弱血气侵入手足，指脚俱急，走路疼痛，筋脉不伸，步行不随，及鹤膝风。常服此药，益真气，壮筋骨。附子 1 枚（30g 炙），全蝎（净身）30g，当归、天麻、牛膝、酸枣仁、熟地黄、防风各 90g，木瓜 120g，麝香 3g，木香、乳香、没药、羌活、炙甘草各 15g，槟榔、川萆薢、肉苁蓉、苍术、巴戟天、补骨脂各 30g，共为末，蜜为丸梧子大，一次服 70 丸，温酒或盐汤，空心下。

（十八）肺痈门主治方

麦冬平肺饮：治咳嗽初起，气急胸中隐痛，呕吐脓痰。人参、麦冬、赤芍、槟榔、赤苓、陈皮、桔梗各 3g，甘草 1.5g，不用引，空心服。

按：麦冬平肺饮见于《外科正宗》卷二。

元参清肺饮：治上气喘急，痰吐不出，及咳吐脓痰，胸膈胀满，日轻夜重发热。元参 2.4g，柴胡、陈皮、地骨皮、茯苓、桔梗、麦冬各 3g，薏苡仁 6g，人参、甘草各 1.5g，槟榔 0.9g，生姜 2 片，临服入童便一杯，食后服。

宁肺桔梗汤：治咳吐稠痰，胸膈隐痛，出气腥臭，口燥咽干，盗汗难卧。桔梗、贝母、当归、黄芪、瓜蒌仁、枳壳、甘草、桑白皮、百合、防己、薏苡仁各 2.4g，五味子、甜葶苈子、知母、地骨皮各 1.5g。

四顺散：治咳嗽气急，五心烦热壅闷。贝母、紫菀、桔梗各 4.5g，甘草、杏仁各 2.1g，不用引，食前服。

人参五味子汤：治久咳气血劳损，吐脓血，及一切虚损之症。人参、五味子、前胡、陈皮、白术、桔梗、当归、茯苓、熟地黄、炙甘草各 3g，黄芪、地骨皮、桑白皮、枳壳、柴胡各 1.5g，食后服，生姜 3 片引。

紫菀茸汤：治膏粱厚味，并炒火酒，损伤肺气，咳嗽咽干，吐痰见血，喘急胁痛难卧。紫菀茸、犀角（另末）、炙甘草、人参各 1.5g，冬桑叶、款冬花、百合、杏仁、阿胶、贝母、法半夏、蒲黄（生）各 2.1g，姜 3 片。犀角临服入，食后服。

排脓散：此方排脓秽，补肺气。黄芪、白芷、五味子、人参各等分为末，每服 9g，食后蜜汤送服。

茯苓知母汤：治咳喘吐涎，自汗发热。茯苓、黄芩各 3g，知母、甘草、桔梗、薄荷、人参、五味子、柴胡、法半夏、川芎、款冬花、薏苡仁、阿胶、麦冬各 1.8g，姜 3 片。临服入童便一杯，食后服。

涤痰汤：治心火克金，久而不愈，咽喉嘶哑，胸腹痞闷，呕吐喘急难卧。陈皮、法半夏、茯苓、甘草、麦冬、胆南星、枳实、黄连、人参、桔梗各 1.5g，此药不用引，食后服。

宁肺丸：治声音嘶哑，言语不出，咳吐痰盛，坐卧不安。乌梅肉（蜜蒸膏）24g，粟壳 30g（去膜蜜炒），乌梅膏和生蜜少许作丸，每服 6g，乌梅汤下，不拘时。

清肺二母汤：治多咳少痰，午后发热、口干烦躁。知母、贝母、白术、桔梗、茯苓、当归、陈皮各 3g，桑白皮、柴胡、杏仁、瓜蒌仁、黄芩、五味子、甘草、麦冬、柴胡各 1.5g，不用引，临服入童便一杯，食后服。

栀子仁汤：治发热狂乱，面赤咽痛口干。栀子仁、赤芍、大青叶、知母各 2.1g，黄芩、石膏、杏仁、升麻各 4.5g，柴胡 1.8g，甘草 1.5g，淡豆豉 100 粒，不用引，空心服。

按：《类证活人书》卷十六有栀子仁汤，用法小异。

加味理中汤：治脾胃俱虚，咳嗽声重，发热，脉浮数无力。炙甘草、法半夏、茯苓、干姜、白术、陈皮、细辛、五味子、人参各1.5g，不用引，空心服。

葶苈散：治饮酒过度，肺热喘急，不食难卧。桔梗、瓜蒌仁、升麻、车前子、桑白皮、干葛各3g，炙甘草1.5g，甜葶苈子2.4g，姜3片，食后服。

六味地黄丸：治肾气虚弱，不能通津于口，败液为痰。山药、山茱萸（去核）各120g，泽泻（蒸）、粉丹、白茯苓各90g，熟地黄240g熬膏。黄膏加熟蜜为丸，每服9g，用盐汤及温酒服下。

清金宁肺丸：治咳久脓痰不尽，身热虚弱。陈皮、茯苓、桔梗、贝母、人参、黄芩各15g，麦冬、地骨皮、柴胡、川芎、白芍、胡黄连各18g，五味子、天门冬、生地黄、熟地黄、归身、白术各30g，甘草9g，蜜丸小豆大，每服70丸，空心服。

（十九）流注门主治方

此症多生于体虚之人、勤劳辈，夏秋露外取凉，体热当风，中风发热未尽，愈后阴虚，外邪侵入，乃恼怒伤肝，忧郁伤脾，荣气不侵，逆于肉里，跌打损伤，产后恶露，流缩阻滞经络。此疾当分表里寒热，虚实邪正新久。风寒未尽，人参败毒散加减。房欲体虚寒侵，五积散加附子温之。一劳一忧一怒一虑伤脾，归脾汤加香附、青皮散之。跌仆损伤瘀血，复元活血汤逐之。恶露未尽流注经络而成，木香流气饮同前。此五治法初起构成，内服1~3剂可消，外贴琥珀膏。如恐服前药不消者，治法宜大补气血助胃，用木香流注饮、十全大补汤，俱加熟附子、香附培根本，未成能消，已成能溃，已溃能敛。若风寒未尽，两腮肿痛，微热不退，宜小柴胡汤，加川芎、天花粉、桔梗、连翘，4剂10日可安。若劳伤受寒，背生三肿，寒热交作最甚，先用羌灵丹发汗，外敷琥珀膏，用3次，久肿消，久痛止而平。若因怒，胁下结肿，半年方痛，先以木香流注饮3剂，等肿渐红，久结之病必作脓，宜十全大补汤加木香、香附、青皮8剂。其肿渐高，加皂角刺即溃，溃后宜人参养荣汤收敛。若气虚暴怒，膊生肿块，寒热往来，宜补中益气汤加香附、贝母10剂，后用益气养荣汤服用月余，外用香附饼日炙2次。

若乳肿一块，脉细数，用归脾汤加桔梗、香附 10 剂渐愈，外用琥珀膏；脓溃后不卧，又用逍遥散和归脾汤兼服三日而愈。若平素虚弱，腰后微肿一块，不食而口干发热，此乃肾伤之病，宜补，不宜清凉，宜人参养荣汤扶植根本，又用八味丸加附片、桂枝。

调和养荣汤：治初起已成、未成，气血结肿。当归、川芎、独活、陈皮各3g，赤芍、白芷、乌药、八角香、黄芪各 2.4g，炙甘草、红花各 1.5g。水煎服，入酒 1 杯，量病位上下服用。

木香流气饮：治流注瘰疬，郁结为肿，气血凝滞，遍身走注作痛，心胸痞闷，咽嗌不利，胁腹膨胀，呕吐不食，气喘，咳嗽痰多，四肢、面目浮肿。当归、川芎、紫苏、桔梗、陈皮、青皮、乌梅、黄芪、枳实、茯苓、防风、法半夏、白芍各 3g，甘草、大腹皮、木香、槟榔、泽泻、枳壳各 1.5g。病位在下，加牛膝 3g，生姜 3 片，大枣 1 枚引。

按：《太平惠民和剂局方》卷三木香流气饮同，制用法小异。

六郁汤：治诸郁，能解结肿，左右二搭相审及湿痰等症。川芎、法半夏、茯苓、香附、陈皮、栀子各 9g，苍术、砂仁、甘草各 1.5g，生姜 3 片引。

按： 六郁汤为《医学正传》卷二引丹溪方。

附子八物汤：治房欲阴虚，受寒肿块及全身酸痛，不能步履。人参、白芍、白术、熟地黄、当归、川芎、茯苓、附子各 3g，肉桂 1.5g，木香、甘草各 0.9g，姜 3 片，大枣 2 枚引，空心服。

疮科流气饮：治一切郁怒凝滞，气血肿痛，及风寒湿毒，结成肿块，胸膈痞闷。当归、甘草、黄芪、人参、白芍、官桂、紫苏、防风、枳壳、乌药、桔梗、厚朴各 2.1g，槟榔、木香、川芎、白芷各 1.5g，不用引，空心服。

散血葛根汤：治跌仆损伤，瘀血凝滞，身发寒热。川芎、葛根、法半夏、防风、羌活、升麻、桔梗各 2.4g，白芷、甘草、香附、苏叶、细辛、红花各 1.8g，葱、姜各 3 件引，不拘时服用。

按：《外科正宗》卷三散血葛根汤同。

醒脾汤：治忧虑过度，脾气不利，乃生痈肿，疼痛不眠，心烦神气不清。人参、白术、黄芪、茯神各 3g，远志、酸枣仁、地骨皮各 2.1g，香附、柴胡、甘草、桔梗、黄连、木香各 1.5g，龙眼 7 个，生姜 3 片，大枣 2 枚引。

调中大成汤：治溃后脓水清稀，不思饮食，不能生肌敛口。白术、茯苓、归身、陈皮、白芍、山药、黄芪、丹皮各 3g，人参 6g，藿香、砂仁、远志、甘草各 1.5g，附子、肉桂各 2.4g，龙眼肉 3 枚，生姜 3 片，大枣 2 枚引。

黄芪六一汤：溃后脓液量多，口干作渴，烦躁不宁。黄芪 18g（半生半炙），甘草 4.5g（半炙），人参 3g，不用引，空心服。

按：黄芪六一汤出自《太平惠民和剂局方》，徐师于原方加人参以增强补气，生津之功。本方证以肢体劳倦，烦悸，面色萎黄，汗出，舌淡脉弱为辨证要点。本方用治痈疽、疮疖之正气不能托毒者。可用治心力衰竭。

香附饼：治风寒流注经络结肿，已成者溃，未成者消。香附 250g，细末，临用酒调，量疮大小敷后，隔纸用熨斗熨药上。

按：此为灸用药饼的一种。《外科证治全书》："生香附为末，生姜自然汁和，量患大小作饼，覆患处，以艾灸之。"用治"瘰疬痰毒或风寒袭于经络红肿"。

琥珀膏：治一切皮色不变，漫肿无头，气血凝滞，结成流毒，无论新旧，但未成脓者俱效。大黄 60g，郁金、天南星、白芷各 30g，共为细末。用大蒜头冲细，入酒一二匙，再入药调稠敷患处，待干取效。初起者，刺出黄水膏盖，药敷时都要用纸盖。

按：《太平惠民和剂局方》卷八琥珀膏。琥珀、木通、桂心、当归、白芷、防风、松脂、朱砂、木鳖、麻油、丁香、木香。主治颈项瘰疬及发腋下，初如梅子，肿结硬强，渐若连珠，不消不溃，或穿穴脓溃，肌汁不绝，经久难愈，渐成瘘疾者。

（二十）时毒门主治方

六脉浮紧，寒热交作，头眩体痛，在表宜汗散；头面赤肿，口燥咽干，大便秘结，在里宜下；脉弦无力，外无寒热，内亦口干，宜发功里；脉仍不消，瘀血凝滞，宜砭去恶血；再不消，欲作脓，宜托脓健脾，饥年流利传染，宜和解及养正气。

荆防败毒散：治头眩恶寒，腮项肿痛。荆芥、羌活、独活、防风、前胡、柴胡、桔梗、茯苓、川芎、枳壳各 3g，甘草、人参各 1.5g，寒甚加葱 3 根，姜 3 片引。

五利大黄汤：治㿺肿，口渴，便秘。酒制大黄、黄芩、升麻各6g，芒硝、栀子各6.9g，不用引，空心服。

防风通圣散：治表里俱实。当归、川芎、防风、白芍、白术、桔梗、薄荷、栀子、连翘、荆芥、麻黄、滑石、石膏各3g，甘草1.5g，芒硝4.5g，大黄6g（酒炒），不用引，空心服。

连翘消毒饮：治表里俱退，肿仍不消，疼痛不退。当归、川芎、赤芍、连翘、牛蒡子、薄荷、甘草、黄芩、天花粉、枳壳、桔梗各3g，升麻1.5g，不用引，食后服。

普济消毒饮：治疫疠初觉，憎寒发热，肢体沉重，次伤头面作肿，咽喉不利，舌干口渴。黄连、黄芩各6g，人参、陈皮（去白）、元参、甘草、柴胡、桔梗各6g，连翘、牛蒡子、马勃、板蓝根、升麻、僵蚕各1.5g，不用引，食后服。

牛蒡子汤：治热甚肿痛，脉实有力。葛根、贯众、甘草、江西豆豉、牛蒡子（半生）各6g，不用引，食后服。

通气散：治言语不爽，咽喉不利。延胡索4.5g，川芎、牙皂各1.5g，藜芦0.9g，踯躅花7.5g。为末用纸筒蘸药点灯，熏鼻作嚏为度。

另录：

滋阴镇荡汤：治脑震荡，此方现治愈百余人。先治连华公社一大队一小队黄尚消，在高墙上跌下，震荡大脑，数日不言，头晕干呕，不能坐立，神志不清，百方不效。此方服1剂，神志转清；服2剂，即能言语；服至5剂痊愈。炙龟甲、熟地黄各30g，鹿胶、潞党参、杜仲、阿胶各15g，麦冬、牛膝、茯苓各12g，黑芝麻、枳壳、陈皮、炒黄柏、竹茹各9g，水煎服。

龟鹿解语汤：治脑震荡有特效。此方不论跌打损伤，大脑振动，晕不知人，不能妄语，头晕目眩，恶心呕吐，腰脊疼痛。曾治多人，百方不效，服1剂好转，2～3剂痊愈。龟甲、熟地黄各30g，鹿胶、潞党参、杜仲、阿胶各15g，麦冬、牛膝、茯苓各12g，黄柏、黑芝、陈皮、枳壳、竹茹各9g。

乌附通筋导滞汤：患者聂光明坐骨神经伤致髋关节循腿脚俱痛，步履艰辛伸而难屈，服用乌附通筋导滞汤10剂即愈。威灵仙15g，当归、黄芪、续断各12g，白附子、制川乌、秦艽、地龙（炒）、红花、木香、木通、甘草各9g，水蛭（油酥黄）、䗪（原稿遮蔽，据文义增）虫各3g炒研。

注：通筋导滞汤为《外科正宗》方，徐师加制川乌、附片，名乌附通筋导滞汤。

（二十一）缩阴症主治方

荡寒汤：治男女缩阴，脐腹绞痛，面青口冷，服之立效。苏木90g，肉桂、丁香、吴茱萸各9g，水煎。

数苦汤：治症同上。生姜90g，黑豆90g，水煎服。

返魂汤：治缩阴症。症急，服之立苏。白术、附片各30g，人参、干姜、肉桂各15g，水煎服。

（二十二）肝肿大主治方

自拟方：茵陈30g，丹参24g，当归、赤芍、白芍各15g，柴胡18g，水红花子、枳实、枳壳、厚朴各9g，五味子、莪术、桃仁、砂仁各3g，红花1.5g，香附0.9g，水煎服。

旧伤复发，天阴作痛。益母膏240g，每次服12g，温酒送服，日服2次，8日痊愈。又方，通窍活血汤4剂，服完除根。赤芍、川芎各12g，桃仁、红花各1.5g，老葱、鲜姜各15g，红枣30g，麝香0.15g（布包），甜酒兑水煎，饭前服。

（二十三）杀伤肠出主治方

用醋煮涨（注：即煮沸），温热洗之，随洗随入。外用活热鸡皮贴封伤口，包扎好时，服玉真散，用酒送服。生南星、防风、白芷、天麻、羌活、白附子，研细，热酒调服3g，愈后鸡皮自落。

（二十四）跌打损伤主治方

止血止痛玉真散：金疮圣药，治刀伤箭伤、马蹄伤、牛踏伤、诸物打伤，神效。金疮，用生白附子360g，生南星、白芷、天麻、防风、羌活各30g，共曝研细。未破青肿者，凉水调敷；出血者，干搽；已破肉开者，白酒调敷；内服6g，白酒送服，预防破伤风。

七厘散：专治跌打损伤，金疮，骨断筋折。内服接骨续筋，外搽止血止痛。

血竭 30g，儿茶 7.2g，红花、没药、炒乳香各 4.5g，朱砂 3.6g，麝香、冰片各 0.36g，以上诸药曝干研细，五月五日午时，瓷瓶收贮，日久更妙。内服，每次 0.21g，孕妇忌服，外用搽患处。

按：七厘散同名方有九首，其中《同寿录》记载者为常用方，由血竭、乳香（制）、没药（制）、红花、儿茶、冰片、人工麝香、朱砂组成。

另录：

潘氏家传跌打秘方：血竭、青礞石（煅）、炒硼砂、炒乳香、炒没药、白芷、土鳖、自然铜、骨碎补各 3g。共研极细，温酒冲服，服完 1 剂，立见奇效。

夹棍伤，内服回生丹，外用热童便浸泡，泡至童便面上浮起白沫为度，其伤尽出。

杖伤：黄丹（水飞）、轻粉各 6g，血竭、白矾各 3g，共研极细，搽伤处，忍痛一时，次日肉长，三日即平。若久治不愈，中有深眼，不能敛口者，此药最效。新杖伤，皮未破者，外用热豆腐敷伤处。

验方记录（跌打门）

四生丹：真千古之第一仙丹也。治跌伤、压伤、打伤、刀伤、枪伤、割喉、断头死、水淹死、雷打死、惊骇死等症，不怕遍体重伤，只要身体稍软，即取此丹 0.9g，用酒送服。服 1 次，少顷即有微气；服 2 次，即能复活。此方百发百中，万无一失，服后大便如下紫血更妙。身体僵硬者难救，软者能活。此方乃豫章彭竹楼所传，活人不计其数。急救方便，救得一人之生，可全两人之命。活土鳖 1.5g（水洗净瓦上小火烧干末净），自然铜 9g（酒炙 9 次末净），乳香 6g（炒去油末净），血竭 6g（末净），朱砂 6g（末净），巴豆肉 9g（纸包压净油），麝香 0.9g。以上 7 味拣选明净，同研极细，收入小口瓷瓶内，蜡固勿令泄气，大人每次服 0.9g，小儿酌减。白酒送服，牙关紧闭者，用竹筷撬开灌下，忌用铁铜器撬牙。灌后放寝室中，避风调养。复活时，心腹疼痛，服白糖水自愈。若给跌打损伤，伤口不论大小，不知人事及伤口溃烂，口眼歪斜，手足扯动，角弓反张，只要胸前微温，即用此药敷伤口。有脓者，洗净敷上；无脓者，则不必洗。内服 9g，温酒送服，不能饮酒者开水冲服，即能起死回生；若呕吐者，即服砂仁 6g，白糖水冲服。此方功在七厘散、跌打散诸方之上。

当归汤：治跌打损伤，人之将死，一服即愈。当归 18g，泽泻 27g，川芎 9g，红花 9g，丹皮 9g，桃仁 9g，苏木 6g，水酒各半煎服。头顶加藁本，前额加白芷，两侧加柴胡，手加桂枝，腰加杜仲，足加牛膝，胁加白芥子，指加羌活。

凡跌打损伤，正气欲绝，牙关紧闭，先用生半夏在两腮搽之，以开为度。牙关自开后，用白糖 90g，热酒一盏，调匀冲服，越多越好。不论伤之轻重，服此预防瘀血攻心，屡试屡验。又方，如气绝，不知人事者，急用生半夏研极细，水调为丸如黄豆大，塞鼻孔，男左女右，立时苏醒后，鼻痛用老姜汁搽，通即痛止。又方，野菊花连根阴干，每次用 30g 加酒、童便各一碗煎服，但有一丝之气，即能复活也。又方，仙桃草，立夏前采来洗净泥沙，连根阴干，研极细，每用 6g，开水送服，伤重病危，立见功效。桃内有虫，虫在疗效好，虫飞则无效。

玉真散：治破伤风，血出极痛，角弓反张。生南星、防风、白芷、天麻、羌活、白附子，研细，热酒调服 3g，外用酒调敷伤口。止血止痛，防止感染。

珠兰膏：治骨断皮破肉开，鲜竹叶 150g，洗净捣绒敷患处，立即收口接骨。

月月红膏：能止血消肿续筋，取月月红新鲜叶 150g 洗净捣绒敷伤口。

葱白膏：止痛止血，且无疤痕，屡试屡验。白糖、葱白各等分捣绒敷伤口。

炮甲粉：治血流不止。无论伤口大小，瘦猪肉切成厚片，贴伤口，止血如初。炮穿山甲研极细末，敷伤口，止血亦效。

菊花粉：治跌打损伤，吐血不止。干菊花焙干研细，酒送服 6g，日服 3 次，数日即愈。

生半夏粉：治皮破肉开流血不止。生半夏研极细，干搽伤口上，立刻止痛止血，且易收口。

胡椒粉：胡椒研极细末涂，搽伤口上，虽当时最痛，但好得快，不缩筋。

（二十五）手指断伤主治方

老干姜嚼细敷伤口，棉花包裹，夹□（注：原字迹不清）完，数日痊愈。又方，大火草（注：四川凉山地区的一种植物），撕来牵开，熏好晒干，包扎伤口，止血止痛，数日痊愈，甚效。

（二十六）接骨主治方

五爪龙根洗净泥沙，晒干研极细。用甜酒加水各半煎，加红糖少许溶化，入五爪龙粉适量调匀，待温热时，将骨折处整理复位，包扎患处，六日换药 1 次，弃旧用新，一月一愈。

用杉木炭研极细，将白糖入瓷罐内置锅中重汤蒸化，将杉木炭粉调匀涂缎布上，趁热贴之。无论破骨伤筋、折指断足，二十一日痊愈，三日换 1 次包扎，但夹板要固定骨折，不能移动。注意在整理复位之前，先服用铁布衫丸，然后整理复位，减轻病人痛苦。若无铁布衫丸，就用水仙花一大株，去叶用头冲烂，调酒取汁服，亦能止痛。

铁布衫丸：当归 22.5g，川芎 15g，乳香 10.5g，没药 10.5g，木香 3g，川乌 13.5g，黄芪 180g，骨碎补 15g，古铜钱 9g（醋淬 7 次，炙），共焙研极细，入香油调成膏，贴患处，接骨疗效亦好。

生鸡散：白毛乌骨鸡，重 300g 左右，加骨碎补 6g，大黄 9g，桂枝 3g，松香（注：剂量原文不清），共研极细，将鸡去净皮毛骨后，和药一起入石臼内冲绒，敷伤患处，鸡皮包在外，杨木夹板固定包扎，二日夜即接好，久包必生新骨。

五加皮 120g（研细），小雄鸡一只 250g，不要用水，干扯去毛，将肉入石臼内同加皮捣绒，包敷断处。□（注：原文不清）日骨即发响，听到骨不见响，去药则生新骨。

另录：

内消四妙散：治五脏六腑内痈及诸疮百毒，初起一剂尽消，二剂痊愈，但分量切勿加减。银花 120g，当归 60g，玄参、蒲公英各 30g，水煎服。

泻火丹：治汤烫火烧，起疱溃烂，疼痛难忍。当归、黄芪、茯苓各 60g，大黄、黄芩、甘草、焦荆芥、防风各 9g，不用引。

解毒丹：治服砒霜中毒。当归 90g，大黄、白矾各 60g，甘草 15g，水煎冷时服用。

（二十七）汤疱火伤主治方

四顺清凉饮：连翘、赤芍、羌活、防风、当归、栀子各 12g，水煎服。外搽清凉膏，石灰水、菜油各半，调匀搽患处。

按：《外科正宗》卷四之四顺清凉饮比上方多炒大黄 6g。

又方，毛黄膏：猪毛 500g 入锅内炒成黑汁，取起冷却，将毛炭 30g 加大黄

15g，冰片 1.5g，共研极细，菜油或香油调搽。

又方，生肌止痛散：麻油 120g，当归 45g，白蜡 30g。

汤、疱、火伤单方：凡火烧、水烫，不论轻重，急服童便一杯，或白糖、白蜜调开水服用，忌饮冷水、酸物。若火毒攻心者，急服四顺清凉饮解之，外搽浓盐水浸棉花敷患处，或清凉膏亦可；若破溃者，搽生肌玉红膏，地榆粉亦效。

（二十八）咬伤主治方

人咬伤：先用童便洗净污血，再用人中黄煎汤频洗。人咬伤用童便洗净后，用柿饼 2 枚将口漱净，嚼烂吐出放碗内置锅蒸烂，温热敷之。三日痊愈，奏效如神。

虎咬伤：急用生猪肉切片贴伤口，随贴随化，随化随换。外搽，净地榆 500g，三七 90g，净苦参 120g，共研极细，随温随搽，血即止。或内服生姜汁 1 碗，外用白矾研极细敷之。

狼咬伤：干姜、胡椒各 30g，研极细敷伤口，止痛消肿，三日而愈。

疯犬咬伤：急用冷茶洗去污血，外用杏仁去皮研细敷伤口，内服毛毛虫，每日服用 1 个，焙研酒送服，连服 7 日，极效。

家犬咬伤：胡芹菜一把，生捣，研细敷伤口，止痛消肿，五日痊愈，日搽 2 次。

马咬伤：先用艾叶煎汤涂伤口洗净，再用白水煮熟 9 分肉同饭嚼细，敷伤口，立时止痛，数日即愈。

猪咬伤：生龟甲，炒黄研极细，调麻油搽，数日即愈（注意熟龟甲无效）。

猿猴抓伤：金毛狗脊研细，麻油调搽。

猫咬伤：川椒水煎洗伤口，数日痊愈，日洗 3 次，涂药水煎洗亦效。

鼠咬伤：斑猫后灰 9g，麝香 0.6g，调猫儿口水敷伤口，日敷 3 次。

蛇咬伤：急用竹烟杆内叶子出烟油，内服一二杯，调冷水服用，外用烟油揉搽伤口周围，其蛇牙自出。又方，雄黄 15g，五灵脂 15g（炒），共研极细，醋调下，亦可开水服，每服 9g。伤口用酒水洗净后将白芷 12g，胆矾 9g，麝香 2.4g，研细搽伤口。若毒血流出，一月痊愈。

毒蛇缠身：人倒在地上，遍地乱滚，蛇身骨软而松开，屡试屡验。又方，用茅草针刺蛇尾上小孔，蛇立即松开。

蛇入七窍：猪尾血滴入即出。又方，胡椒6g研极细，搽蛇尾小孔，蛇自退出。

蜈蚣咬伤：人手十指指甲磨水，敷之立效，屡试屡验（真仙方）。

蝎蜇咬伤：雄者伤人，痛在一处；雌者伤人，痛在全身。用井底泥敷搽痛处，干则更换。又方二味拔毒散（见"痈毒诸方"）。

壁虎咬伤：又名"四脚蛇"，桑叶浓煎汁，调白矾敷患处，干则更换。

黄蜂咬伤：蚯蚓粪用井水调敷，痛立止。又方，生草杆捣绒，敷之极效。

水弩虫咬伤：其虫口有弩形，隔四步远，吐出毒气，即能中人。发症不治即死。发病有四种症：患处久则穿陷，突起如石；如火烧状，初起下部生，疹色红赤，形如截肉，为阳毒最急；遍身有黑魇子，四边微红，犯之如刺痛；症如虫噬，为阴毒症，毒稍缓，都能死人。一方，用鲜花耳草冲绒取汁，服二三碗，煎蘸敷下部，再用大蒜冲烂煮，半生半熟，汤洗下部，待身发赤斑，其毒已出也。一方，用水面浮起如黑豆大的豉母虫一枚，含入口中，虽人死，亦能复活；或用梅肉加盐少许，裹虫滚之亦效。一方，鲜猪血服一碗即解。

毛虫咬伤：青毛蜇手有刺伤感，外痒内痛，用豆豉剉绒，调菜油敷患处，待一小时青毛出后，取白芷煎汤洗之，如肉已烂，用海螵蛸和冰片研细，搽之即愈。

狗毛沾身：瘙痒破烂者，用鲜橄榄冲细，取汁搽敷，7次痊愈。

蜘蛛咬伤：腹大如鼓，遍身生丝，用鲜羊乳服之，口服4次，三日痊愈。外搽，煎靛汁半杯，雄黄9g，麝香0.9g研，调搽。又方，蜘蛛咬伤，服好酒以解为度，则肉中自出小虫而愈。外用热甜酒洗之立消。

壁钱蛛咬伤：不救必死，用桑木炭研，煎浓汁调白矾敷之神效。

手足虫咬伤：用热盐水浸棉花敷之，干则易换。或用拔毒散更佳。

中蚯蚓毒：状如麻风，眉发脱落，夜间伴鸣，用热盐汤，时时洗之即愈。

蚕咬伤：用家种荨麻叶，生捣取汁，搽之立效。

乌龙刺伤：一名"火把焦"，比蛇咬伤更甚，人在泥中或水中碰上，从脚肿到大腿，若不急救，肿至肚腹即死。蛔虫或大粪蛆洗净，捣烂敷患处，刺出肿消即愈。

中仙鹤毒：不论手足烫草木，突然赤肿疼痛者，急用松针、糯米饭同捣，敷之立愈。

狐尿刺毒：手足摸触之，初起红紫斑点，肌肤干燥，红肿焮痛，夜不安眠，十日后，化腐则疮口宽。未溃者，内服黄连解毒汤，外用鲜蒲公英捣汁敷患处，日敷数次。若肿痛欲死者，用雄鸡破胶敷之。

（二十九）烟酒醉伤主治方

水烟、草药、纸烟醉伤：用胡黄连 9g，研细，清茶调服立效。

洋烟醉伤：服用淡盐水即解。

烧酒醉伤：葛花 30g，砂仁 6g，水煎服。

酒醉心痛：白糖 120g，淡酒冲服，止痛如神。

酒醉二便不通：生姜汁一盅，黄蜡 3g，白糖 1.5g，煮沸加酒送服。

酒痛：好饮之人，酒毒发作，头痛目眩，咽喉闷闭，腹泻清水，神萎倦怠。天花粉 30g，陈皮 15g，黄连 9g，甘草 6g，微炒研细，每次 9g，开水送服。

酒鬼病：日饮酒八杯，有时心痛，吐黄水。用麻雀一对，连毛捣烂，煮酒温服，少时酒瘾自解，从此不想饮酒。

醉后呕吐，视物颠倒：甜瓜蒂 15g，藜芦 9g，煎水服，服后再吐而愈。

戒洋烟瘾：鲜南瓜蓉捣汁兑红糖服用亦效。

（三十）卡喉主治方

稻谷卡喉：糯米糖含化，倒入鹅口中涎食之。

竹叶卡喉：取牛口中涎服五六次即化。

竹木卡喉：老干丝瓜烧灰，每次 9g，兑酒服用。铁斧磨水服之亦效。

桃杏卡喉：狗头煮汤，服之亦效。

诸豆卡喉：蛞蝓 30 个捣细末，外敷喉肿处，其豆自下。

珠钩卡喉：用佛珠一个，穿入钩线渐渐将珠换进，直至喉管，轻轻将珠自上一推，其钩脱出，穿在珠上，取出自安。

头发卡喉：旧木梳烧枯研细，酒冲服。

蜈蚣卡喉：取生猪血饮之，服后隔 15 分钟，再服香油，蜈蚣滚在血中吐出，再服雄黄研细调水服用，解其毒气。

鸡、鹅、鸭、猪、羊、兔、牛等骨卡喉：用狗倒吊，取涎缓缓咽下，其骨即化，屡试神效。威灵仙 18g，白糖 60g，水煎服，连服三四碗，其骨自下，屡试神效。

田螺鱼骨卡喉：用鸭倒吊取涎缓缓咽之，其骨化尽即愈。曾治鱼骨横梗胸中，半月不下，哭泣不止，余用橄榄、柿饼捣极细末，开水调匀，滤去渣，取浓汁服，三日痊愈。

诸骨梗喉：其南硼砂黄色如胶者，研含口中噙化，缓缓咽下神效。大蒜塞鼻，勿令透气，其角自下。

（三十一）误食金银铜铁锡铝主治方

羊前脚胫骨二对，炭火烧黄黑色研细米汤送服，日服 3 次，每次 12g，小儿减半，二日必出，百试百验。

青韭菜 60g 洗净，水煎服，不加盐。

误吞铁钉：胡豆、韭菜各 90g，水煎服，不加盐。橄榄核 90g，烧枯研细，开水调服，每次服 9g，日服 3 次，饭前服用。

误吞金箔：喉肺管闭，稍迟难救，急用新羊血趁热灌之神效。

误吞铜钱：荸荠 1000g，去皮食之自化。

四、眼科

（一）眼科学概论

目有一时之失明者，乃六欲七情之所害也。盖目乃五脏之精华，为一身主宰，故五脏在五眼内分五轮，八卦在眼外分为八廓，又配五行，金、水、木、火、土。肺与大肠属金，名气轮，在眼是白睛；肾与膀胱属水，名水轮，在眼是瞳仁；肝与胆属木，名风轮，在眼是黑睛；心与小肠属火，名血轮，在眼是目内两眦；脾胃属土，名肉轮，在眼是上下眼胞。至于八卦在眼外的位置：胆之腑为天廓，曰乾卦；膀胱之腑为地廓，曰坤卦；命门之腑为水廓，曰坎卦；小肠之腑为火廓，曰离卦；大肠之腑为山廓，曰艮卦；三焦之腑为泽廓，曰兑卦；脾胃之腑为雷廓，曰震卦；肺之腑为风廓，曰巽卦。此为眼目之根本，而藉之胞络，故五脏蕴结风热及七情之气郁结不散，上攻于目，各于五脏而见之。或肿，或痒，或羞明，或泪多，或障膜昏暗而不明，具病约有七十二症，必须追究其源。风则驱散之，热则清凉之，气结调顺之，故不可轻用刀针钩割，企图偶得其愈，求一时之侥幸，即误成终身之患，而且更不可过用凉药。水其血轮，凝而不流，反成痼疾，尤当按年龄之老幼、气血之盛衰以辨证论治。假如眼目无光，及服生凉药品过多，耗伤气血，须当用补药以缓其下亢，益其肾水；寒带之人，目肾风沙，夜卧火炕，二气交蒸而成斯疾，治之当用凉药。凡小儿痘疹之后，毒气郁结于心肝二经，日久发作则伤瞳，以鼓目珠溃烂，治法当疏风清肝。如浮于肺经，障膜遮睛，宜拨散之药治之。此方乃张天师所传，合计四卷，二至四卷曾已失踪，今拾得一卷，系残本不全，余已试治数十人，疗效极好，真有化金之功、拨云见日之妙。凡患目疾者，必须先看五轮，有余则泻，不足则补，虚者补其母，实则泻其子，尤当审查金、水、木、火、土之虚实，子母相生、相克之补泻，无不药到病除之奇功。

1. 五轮眼图

首尾两角，大小眦皆为血轮属心火；乌睛圆火为风轮，属肝木；瞳仁如漆者为水轮，属肾水；满眼白睛为气轮，属肺金；上下眼胞为肉轮，属脾土。

心脏虚实在眼的症状：大小眦属于心，大眦桃红及胬肉攀睛，属心脏实热；小眦溃红及胬肉攀睛，是心脏虚热。大眦先红而伤小眦，左眼先病而伤右眼，其病在心；赤烂肿痛，血灌瞳人，多生浮翳，病亦在心。

肝脏虚实在眼的症状：黑睛属肝，晕花黑暗，头疼流泪，眼泪稠黏，属肝虚热；刺痛桃红，泪热似水，属肝脏实热。肝实热者，拨云散治之；肝虚热者，元麦地黄汤主之。

脾脏虚实在眼的症状：上下眼胞属于脾，脾胃实热，上下眼胞生偷针，上下眼胞胬肉攀睛，皮里生小疮，如花椒目大，发痒眼皮浮肿。脾胃实热偷针，用清脾凉膈饮治之；脾胃虚热，拳毛倒睫，用八珍汤加菊花、细辛治之。

肺脏虚实在眼的症状：白睛属肺，肺脏实热，白睛红肿，多生瘀热，剧痛泪多；肺脏虚热，白膜遮睛，视物模糊。虚热用补肺散，实热用□。

肾脏虚实在眼的症状：瞳仁属肾，肾脏实热，目珠溃烂，刺痛红肿，实热用疏风清肝散；肾脏虚热，瞳仁青绿，视物晕暗，头昏冷泪，青盲内障，瞳人枯小、散大，虚热用杞菊地黄汤、济川饮、地黄丸，立效之。

2. 目疾歌诀

气上昏矇不足，虚则珠泪生花；热则赤肿疼痛，风则痛痹更加；内障多因色欲，食毒眵膜未遮；上下拳毛倒睫，脾胃风热堪嗟；反睛胬肉突出，大小两眦细查。

冷眼歌诀：心冷目晕气闷，肝冷时时泪寒，脾冷隐涩难开，肺冷时晕光润，膀胱冷生晕暗，胃冷视物不明，昏沉大肠之冷，肾冷大小瞳人。

热眼歌诀：心热血实瞳人，肝热胬肉攀睛，脾热时时刺痛，胃热膜翳时生，肾热睛瞳疼痛，膀胱倒睫如针，大肠热生赤翳，肺热胞肿侵淫。

补五脏虚寒常用药：心虚，当归、生地黄；肝虚，柴胡、红花；脾虚，白术、酸枣仁、陈皮；肺虚，五味子、麦冬；肾虚，肉苁蓉、山茱萸、熟地黄、杜仲、枸杞。

泻五脏实火常用药：心火，甘草稍、生地黄、连翘、黄连、犀角；肺火，桑白皮、黄芩、麦冬、玄参、栀子、石膏；脾火，枳壳、酒制大黄、生地黄、连翘、甘草；肝火，归尾、荆芥、赤芍、黄柏、柴胡、薄荷；肾火，熟地黄、知母、黄柏、泽泻、独活；胃火，石膏、栀子、干葛。

3. 识别目疾虚实寒热

目疾上午不痛，下午最痛者属虚热；眼泪多者是虚热，眼泪少者是实热；目疾上午最痛，下午不痛是实热；白睛淡红是虚热；大眦胬肉攀睛是实热，小眦胬肉攀睛是虚热；眼不疼痛，翳膜渐渐遮睛是虚寒；眼内膜翳带白色是虚寒；眼内膜翳螺红色者是实热；瞳人散大、瞳人枯小是肾虚寒。

4. 点睛药药效

炉甘石止痛止泪，乳香、没药止痛散血，青盐去障翳凉血，铜青去风障、正瞳神，白丁香去胬肉攀睛，石蟹去胀眵消肿，朱砂善正瞳神，蕤仁去障解毒还睛，明矾去障风翳，硼砂凉血去障，枯矾去风障烂眩，胆矾散翳，血竭散血止痛，轻粉止痛杀虫，巴豆去胬肉翳膜，水粉止泪生光，玛瑙去障，黄连解表通里，琥珀去障生光，珊瑚去障灭尘，龙骨去翳障止泪，熊胆分尘去垢、散血翳膜眵胀，硇砂熟用去翳膜、生用烂肉，珍珠熟用去膜生光、生用烂肉，牛黄正瞳生光、清心止痛去障膜。

5. 常用炮制方法

水飞：将药研极细，置细瓷碗内，加清凉水搅匀，待澄清后，拨去浮于水面之薄屑。

熔炙：用熟瓦洗净，置炭火，放药于瓦上，熔至黄脆，取起研细。

煅炙：将药放火炭中烧红，投入酒或醋或童便中。

淬：淬冷再烧，烧红又淬，连续 5～7 次，令酥易研，如硇砂、丹盐不炙有毒，磁石不炙不能研细，尤须注意洁净。

熬膏法：凡熬膏之药材，必须清除杂草，捡拾干净，切成段后煎汁、捣汁，过滤，只用上面膏汁，倒去下面浊汁药渣，取清汁入瓷罐内慢火熬去十分之七，老嫩依症状所宜。

研药法：如珍珠、琥珀、玛瑙等，拣净炙后，用干净白布包数层，再用小铁锤打碎后，在瓷钵内研细。

合药法：预先将研细的药粉按照剂量称准包好，再将熬好的药膏称准装在瓷器内，将白蜜用小火煎化，纱布三层滤净后，次下药膏及药粉调匀，再下黄丹、麝香调匀，瓷瓶收贮，埋下黄土地窖 1 个月，去火毒后取出，洗搽瓶上之垢沙，方能取药使用。

6. 特殊中药炮制

珍珠：用人乳拌浸一宿，入豆腐内煮熟，去腐研用（生用烂肉）。

玛瑙：火煅红，用醋淬 3 次研用。

枯矾：用白矾煅枯。

琥珀：生碾极细。

石燕：火煅红，醋淬 4 次。

石蟹：火煅红，醋淬 5 次。

熊胆：用篾片夹好，去鲜血，用胆汁。

麝香：拣净绒毛去皮。

石决明：用青盐入土罐内和纸封好口，入火内煅红。

牛黄：黄牛胆内似石榴米，黑一层、黄一层者佳。

硼砂：烧干不臭。

白矾：30g 用白矾 18g 同入土罐内，赤石脂封口入火内煅，烟净为度。

乳香：装在铜桶内加沸水煮成块，再倒入铜锅内炒至黄黑色，取出倒在纸上，浸去油，冷时研用。

没药：炙法同上。

海螵蛸：用三黄汤煮半小时，去封晒干研细用。

牙硝：用萝卜汤煮过，待冷定，取汤面晾起，晒干用。

轻粉：入铜瓢内烧过用。

蛤粉：入铜瓢内烧过用。

铜青：入生姜内包好，外包草纸数层，用水打湿，入火内烧熟，去姜用。

青黛：用滚水泡过晒干用。

青矾：不炙，反碉砂，只用其一。

翠白：即最好的白瓷器，烧红入醋内淬 9 次，研细用。

梅花片：不炙。

绿矾：先用沸水煮过，再入炒锅内煮用。

云母石：炒脆。

龙光：炒。

胆矾：放红枣内包好，入火内烧半生半熟。

雄黄：将大块的打开，内有一层粉，炙雄精（就用雄精）。

青盐：用石块打碎入土罐内，盐泥封固其口，煅红用。

白丁香：即"麻雀粪"，用清凉水漂，浮在上面的即白丁香。

海金沙：黄绿萝节筛过用。

蕤仁：用荆防热水煮过，打碎去细用。

夜明砂：即"盐老鼠粪"倒在盆内，加水浸埋，再入黄绿萝节内，清水淘净晒干用。

鹅不食草：五月五日午时，采来洗净沥干，研细用。

好磁石：入火中煅红，取童便淬 7 次后，研细筛过。

附：看眼法

天地之五行，配人身之脏，五脏合目之五经。眼之两眦属心，心属火，故其色红；黑珠属肝，肝属木，其色青；两眼胞属脾，脾属土，其色黄；白珠属肺，肺属金，其色白；瞳人属肾，肾属水，其色黑。查其五色，观其五脏，推其五行生克，审其所感病因，风寒暑湿燥火之轻重、先天禀赋之厚薄均可作为用药依据，灵活使用，必得良效。至于珠塌、睛悬、泪枯、涸旋螺纹、黑白混杂，俱为破坏疾，不治之症。

（二）目疾用药法

治眼之法，用药较难，火热则发，大寒则凝。外治点睛之药，须以消翳敛光为主；内服之药，须以清凉发散为先。初病者，清凉徐风；久病者，荡翳发光。若骤用补泻，皆能损目，故用药时必须注意谨慎。

点药法：先用左手洗净，将病眼之上下眼皮撑开，右手食指蘸药插上下眼皮内，紧闭几分钟时，使药性散布，待满眼光匀，才能达到点药效果。

服药法：眼疾服药，往往不得速效，内服、外治点睛，里应外合，易于取效。实热者，饭后服；但实热便秘者，饭前服。虚热者，临卧速服3次，服后即卧；两目合闭，精神潜伏，药性上升，未走空窍，两目皆应，奏效甚速。

（三）目疾禁忌

凡患眼疾，酒、色、久视、恼怒、繁冗、烤火、短黄、暴热、重劳、葱蒜、强光、臭味、尘沙、秽气、黯色等都能损目，均皆注意避免。

（四）外治点睛主药

赤芍每用30g，切片洗净，熬膏收贮听用。

黄牸牛胆三个，取胆汁入黄柏膏各等分，调匀，微火熬成丸蜡听用。

黄柏30g，切细洗净，熬膏听用。

黄连15g，切细，熬膏听用。

当归15g，切细洗净，熬膏听用。

真熊胆3g，箸炙研细，木槿树皮捣汁，合而调匀收贮。

好硼砂12g，加萝卜汁6g调匀，晒干、研细后听用。

珍珠4.5g，豆腐内煮熟，研细听用。

好琥珀 3g，不能吸灯心草者才可用，生研极细听用。

血竭 3g，无砂者才可用，研极细听用。

炙硇砂 1.5g，白净明亮者才可用，用枫子树皮捣汁调匀，待干研细听用。

漏芦熬膏 1.5g，加鸡鸭胆各 2 个入药调匀，再炼几沸，收贮听用。

铜青：从红铜上刮下 4.5g，收贮听用。

炉甘石 12g，分作 0.9g，黄连膏炙 0.3g。

铅汞炙 0.3g，苏木膏炙 0.3g，炙好合拢后，再用人乳半碗收干听用。

大而厚的海螵蛸 2 片，去硬皮，用槐花煎汁，晒干、研细、收贮听用。

芦荟 3g 研细，收贮听用。

青盐 1.5g 入甘汤内煮过研细听用。

朱砂 12g 研细水飞过听用。

乳香膏、没药煎膏、蕤仁煎膏各 1.5g，黄丹 24g，汤泡过后再研，水飞听用；麝香 0.3g 研细。以上各药依法炮制，照分称准，和匀，炼熟蜜 120g 调匀，瓷盅收贮，窖在净黄土地下，过五日除净火毒方用。

厚润好黄柏 500g 去粗皮，煎汁，入芦荟 90g 研极细调匀，瓷罐收贮，随症相配。病重者，多用点睛主药；病轻者，多用辅药。

（五）点睛辅治

老翳不散，推之不动者，在主药内再加白丁香，煅炙磁石各少许点睛，随时观察。翳动，就停用。此为猛药，需要注意。

大小两眦，胬肉厚翳，在主药内加螺硇少许，调匀点。看翳在者，少数动散即止。煎螺硇法，取田螺 5 枚，取起螺盖，每个螺内入豆大一块硇砂在螺肉上，仰放碗内一宿，次日取出煎干再研。假如点螺硇时，引起目昏不明，即用螺狮速合前主药调匀点之，即能解救。炙螺狮速法，取大田螺 1 枚，起盖，加青盐 1.2g 于螺上，少时其涎自出，去涎调药。

眼眦烂甚者，用黄丹水飞过，晒干研细，再用细筛过，收贮瓶内，海螵蛸去面上硬皮，研极细，细筛筛过。每次各取 1.5g，合前主药调匀，点烂处即愈。

泪出如雨，眦睑俱烂，盖有水翳，用炙炉甘石研极细，每用 1.5g 加黄丹

1.5g，合前主药调匀点之。

眼生轻薄翳膜，用硼砂 250g 冲细，入铜锅内，加水 1000g，萝卜 250g 洗净切片，烧火煎七八涨，凉硼砂熬化后浮在水面，即去萝卜，水煎晾干，取起研细。轻者，此药点数日即散，不加其他药。

光明不发，翳薄较轻，用大青石研极细，细筛筛过，每用 1.5g 合前主药调匀点之。

视物模糊，翳膜轻薄，用辰砂研极细，每用 1.5g 合前药点之。

翳膜重者，曾用主药点数日，翳不动散，用白丁香，或用甘草水煮过，待干研细，瓶内收贮。用此点之，翳即退散。

畏光羞明，用煅制极细炉甘石 30g，五味子 15g 煎汁浸，微火收干，用时再煎五味子汁调稠涂眼上。

观音秘传神效外治点睛眼药：最好的羊脑炉甘石 240g，打碎如莲子大，用新铜罐装童便大半罐，入炉甘石在内，和童便浸泡 49 日，随时观察，童便应将炉甘石淹过，泡满 49 日，滤去陈童便，再加新童便煮一炷香时间，用舌舔之有咸酸味就不用再煮，煮嫩、煮老都不好。将童便滤净，用铜盏一个，将药放在面上，用炭火煅一炷香时间，将甘石煅成松花色，细心慢慢取起，分作 1.2g，搓形要称匀。

（六）外治点睛药四分制法

1. 四分制法

一分：用生姜自然汁一小碗，滤尽其渣，取甘石同姜汁煮 3 次，后煮干待冷研极细，细筛筛过，名虎液膏，入瓶收贮听用，不可泄气。一分：用细辛、薄荷、荆芥穗各 30g，煎 4 次，取汁煮炉甘石 3 次，如前法，研细筛过，名凤麟膏，入瓶内收贮听用；一分：用蚕砂 1500g 炒成炭，用沸水淋砂取汁一小碗，煮甘石 3 次，如前法研细筛过，名青龙膏入瓶收贮听用；一分：用新童便煮 5 次，如前法研细筛过，名羊脑玉，入瓶收贮。以上四分，都要依法炮制，用铜锅煮，不用其他金属；研得越细越好，封好口，勿令泄气。

2. 外治点睛药

此膏能治目疾开列于后：

一治内障昏花，迎风冷泪，畏日羞明等症。虎液 18g，羊脑玉、凤麟各 6g，冰片 3.6g。和匀研如灰飞，点之。

一治胬肉攀睛，赤白翳膜，烂弦凤眼等症。青龙 13.5g，羊脑玉 12g，冰片 3g，虎液 6g，调匀研细，如飞灰方点之。

一治时行火眼白睛桃红，刺痛畏光流泪。虎液 2.1g，朱砂 15g，羊脑玉 9g（水飞过），共研如飞灰方用。

一治年久云翳遮睛，不能行路，但见人影，血根反睛等症。青龙 18g，羊脑玉 12g，合研如飞灰，日点 5 次。点药后，紧闭两目，待药化尽，方能开眼，不可间断，直到翳散之后，换点下药，名光眩膏。羊脑玉 12g，虎液 6g，冰片 3g，珍珠 1.5g（煅研细，入豆腐煮），琥珀 1.5g（不制、生研）共研极细，如飞灰方用。

仙传神效水眼药，治诸般目痛俱效。好羊脑炉甘石 300g 入铜罐内，加童便浸，春五、夏三、秋七、冬十日，取出打碎入铜盘内，炭火煅四炷香时间，待冷研极细；辰砂 120g 研极细，水飞过；东黄丹 300g 研细，水飞过；麝香 9g 拣净绒毛研细；海螵蛸 300g 去净硬衣，研细，漂净，取浮在水面上之薄屑，焙干研极细；硼砂 60g 研极细，白亮者佳；乳香 120g 去油研细；没药 120g 去油研细。上药八味共研极细，研至无声为度，入冬至白蜜沸水中炖化，白净纱布滤去渣，必须滤 3 次，方能用（调匀比例）。药粉 210g，滤净蜜 300g 调匀入瓶内装好，蜡固其口，放在阴凉处，过 4 个月后取药点睛，愈久疗效愈佳。

（七）按四季五轮主治方

泻肝汤：治春季目眩，肝胆实热，两目红肿，泪如雨下，羞明畏光，刺痛难开。肝乃东方甲乙木，在眼为风轮，宜先泻用泻肝汤，后补宜服镇肝丸。柴胡、黄芩、炒栀子、薄荷、杭白芍、荆芥、防风、青皮、滑石、木通、龙胆草各 9g，当归 15g，大黄 3g。水煎，先熏后服用，饭后服用方见效。

镇肝丸：苍术 240g（米泔水浸），谷精草、黄芩、木贼各 90g（去节），煅石决明、皂角末各 30g，共焙研极细，用膻羊肝 1 具，不可下水，用竹刀割去其膜，捣烂入药，再槌为丸如梧子大，每服 50 丸，清茶送服，能除旧根。

补肝丸：治肝虚目暗，视物昏矇，视一如二，头晕欲吐。枸杞、山药、菟丝子（酒煮烂）、柏子仁（炒）、熟地黄（熬捣膏）、川芎各 90g，茯苓 60g，防风、焦栀子、五味子、车前子（炒）各30g，辽细辛、甘草各15g，蕤仁9g，共焙研极细。兔肝一具，捣烂和药，加炼蜜适量，揉匀为丸如梧子大，每服9g，灯心草汤送服。忌鱼犬羊肉、生冷、萝卜、椒、蒜。

泻脾汤：治脾胃实热，眼胞浮肿，目痛桃红。荆芥、防风、枳实、栀子、杭白芍、菊花、桔梗、元参、龙胆草、连翘、细辛、羌活、甘草、香附、木通、蔓荆子各9g，当归15g，水煎服。

消风丹：点风热火眼，驱风热，散血经，日点5次。黄连、黄柏、防风、秦艽、细辛、薄荷、木通各15g，菊花3g。用沸水煮数沸，滤去渣，再用澄清药水和煎，滤过，蜜糖90g同熬成膏，瓷瓶收贮，烧黄土中一宿出净火毒，取出点风热火眼。

按：消风丹出自《异授眼科》。

泻心汤：治心脏实火上炎，内眦桃红，胬肉攀睛，时作刺痛。生地黄、连翘、甘草、木通、栀子、荆芥、防风各12g，滑石15g，当归18g，不用引。

泻肺汤：治肺经亏损，金不生水，肾虚水不制火，火攻于目，黑睛上生白翳，叫作"金邪克木"，目疾流泪（秋天忌用）。桑白皮、枳壳、桔梗、黄芩、地骨皮、葶苈子、防风各12g，麻黄、生地黄各9g，旋覆花、当归、麦冬各15g，不用引。

鱼胆人乳膏，点睛眩目。治肾虚两目黑花，视物似堆烟，青盲初起，泪多如雨。人乳一盏，鲫鱼胆7个取汁。二味调匀，放饭上蒸3次，取出点睛，泪止目明。

明目四季散：治四季目痛，此方为主，随证加减，水煎服。当归（酒洗）、白茯苓、草决明（研）、麦冬（去心）、黄芩（去心）、生地黄、防风、银柴胡、青葙子（水淘去垢）各6g，赤芍、羌活、川芎各3.9g，甘草3g，灯心水煎服。春天倍柴胡、羌活，加荆芥、蔓荆子；夏天倍菊花，减茯苓，加黄柏、黄连、寒水石；秋天倍麦冬、黄芩、赤芍，减柴胡，加白术、桑白皮各12g，黄连30g；冬天减羌活、黄芩，加枸杞、菟丝子、山豆根、石决明（煅）、炒黄柏、炒知母。饮酒过多倍黄芩，加天花粉、焦栀子、粉葛，减茯苓、柴胡；外兼风寒，倍羌活，加白芷、荆芥、薄荷、藁本、石膏，减黄芩、麦冬；风热红肿，倍羌活，加蔓荆子、荆芥穗、栀子、黄柏、大黄，减柴胡、甘草；恼怒目痛加蒺藜、枳壳、香附、车前子、旋覆花；遗精晕暗，加熟地黄、枸杞、菟丝子、覆盆子、山药、天门冬；劳神目肿，倍川芎、茯苓，加当归、人参、远志，减羌活。服药禁忌：鱼、鸡、鹅、鸭、牛、羊、脑髓、桃、李、生、酸、冷等物及热水洗面。

明目流气饮内服，外治点睛虎液珍珠膏，俱治眼目平空昏暗，白膜生翳，隐涩难开，血风冷泪，视物不明，目生黑花，久视暴赤疼痛。酒制大黄、牛蒡子（炒）、玄参、川芎、菊花、蒺藜、防风、细辛、栀子、荆芥、蔓荆子（炒）、黄芩、木贼、草决明（炒）各 2.4g，苍术 2.1g（米泔浸）。水煎，饭后服用。

按：明目流气饮系宋代《太平惠民和剂局方》收录，由《审视瑶函》引载。

洗心散：治心经寒火上攻，内眦胬肉攀睛，桃红疼痛，小便短赤。当归 9g，生地黄、木通、甘草、荆芥、薄荷各 12g，黄连 3g。水煎，饭后服用。

外点凤麟羊脑玉，内服泻肝散，俱治白睛常红不痛。荆芥、甘草各 30g，酒大黄 15g。研极细，每次饭后服 6g，开水送服，日服 3 次。

补胆散：肝胆俱虚，黑睛内障，外生浮翳，疼痛畏光。当归 18g，荆芥、羌活、蝉蜕、蒺藜、甘草各 12g。水煎，饭后服用。

补心散：治心虚，虚火上炎，外眦淡红，胬肉攀睛，疼痛不已。柏子仁 90g，酸枣仁（炒）、生地黄、远志各 45g，当归、川芎、粉草、人参各 30g，白茯苓 21g，石菖蒲 18g，辰砂、法半夏、天南星各 15g，琥珀 6g，麝香 0.3g，金箔一帖。共为细末，蒸饼为丸如绿豆大，金箔、朱砂为衣，每服 3g，姜汤送服。外治点睛虎液珍珠琥珀膏。

补肺散：治目生白膜，膜覆遮睛，头晕气短。桑白皮、黄芩各 30g，玄参 24g，地骨皮 21g，赤芍、葶苈子、当归各 15g，桔梗、枳壳、甘草、白芷、金银花、菊花、生地黄、麻黄各 12g。焙研极细，每服 9g，饭后开水送服。外治点睛珍珠膏。

按：补肺散出自《异授眼科》。

阿胶散：治肝虚，虚火上炎，白睛淡红，胬肉攀睛，畏光羞明，流泪如雨而稠黏，眼屎形似豆腐，早晚中午目极痛，心烦不得安眠。阿胶 1.5g，白术、茯苓、川芎各 15g，当归 12g，生姜 3 片，大枣 21g，水煎服。痛甚桃红者，加玄参、麦冬、菊花各 9g，水煎不拘时服。

清脾凉膈饮：治脾经风热上攻，眼胞浮肿，眼皮内面生小疮，似椒米大，发痒作痛，迎风泪出。荆芥、防风、玄参、赤芍、陈皮、蝉蜕、苍术、白鲜皮、姜炒厚朴各 12g，甘草、连翘各 15g，酒制大黄 9g，竹叶 7 片引，水煎服。

苍术汤：治脾虚目暗，视物不明，自闭不开，目生囊肿，先服用此方 1 剂后，再服用香砂六君子汤 2 剂（外治点睛珍珠膏）。苍术汤：苍术 1.5g，藁本、川芎、羌活、白芷、甘草各 3.6g，葱 3 根，姜汤引。香砂六君子汤：陈皮、茯苓、炙甘草各 12g，法半夏、白术各 15g，人参 30g，藿香 6g，砂仁 9g（炒研），炮姜 5 片，大枣 21g 引。

猪苓汤、补肾丸俱治肾虚，两目黑花，视物如蚊蝇飞者，外治点睛虎液青龙膏。猪苓汤：熟地黄、肉苁蓉（酒洗）、枸杞各 30g，覆盆子 1.8g（盐炒），五味子（盐炒）、猪苓各 1.5g。水煎，饭前服用。补肾丸：车前子（酒浸）、石斛（去根）各 30g，沉香 1.5g（另研），青盐、菟丝子（酒熏）各 9g，磁石 6g（酒淬 7 次）。共为细末，炼蜜为丸梧子大，每服 70 丸，淡盐汤送服。

明目地黄丸：治肝虚，目微痛，及不痛，迎风泪淋。外治点睛凤麟羊脑玉。生地黄 500g（酒浸），熟地黄 30g，牛膝、防风、枳壳各 120g，杏仁 60g（去皮尖）。焙研极细，炼蜜为丸梧子大，每服 70 丸，淡盐汤送服。

疏风清肝散：治膀胱积热上攻，目珠溃烂，眼内时流白脓，眼皮红肿，血丝桃红最多，病如针刺，日夜难眠。川芎、归尾、赤芍、荆芥、防风、菊花、栀子、薄荷、金银花、柴胡、连翘各 12g，甘草 9g。

三黄汤：治心脏实火上攻，寸脉洪数有力，大眦深红，胬肉攀睛，舌干口渴，烦躁谵语，小便不利。酒制大黄、黄芩、黄连各 3g。水煎服，饭后服用。

按：三黄汤见《千金翼》卷十五。

当归散：治心肝风热攻目，胬肉攀睛，三黄汤服后，血丝未散，服此方即散。兼治风热目痛初起，服之亦效。当归 18g，羌活、白芷、炒牛蒡子、焦栀子各 12g，甘草 6g。共为细末，开水调服，每服 9g，日服 3 次，饭后服用，亦可水煎服。

连翘散、四顺清凉散内服，外用推云散，三方俱治白膜遮睛，视物模糊。

推云散：炙炉甘石 1.5g，朱砂 12g，炙玛瑙 0.9g，炙珍珠 0.6g，熊胆、黄连各 0.3g，炙乳香、没药各 0.18g，麝香 0.06g，硼砂 0.09g，共研极细点睛。

连翘散（内服）：连翘、薄荷、栀子、黄芩、酒制大黄、甘草各 9g，研极细，每服 9g，饭后开水送服。

四顺清凉散（内服）：归身、川芎、生地黄、枳壳、酒制大黄、赤芍、栀子、香附、甘草、炙没药各 9g，研细米汤服。

荆芥散：治风眼发痒，迎风流泪，甚则眼角红烂，内服此方，外治点睛虎液膏。荆芥、白芍、炒苍术、蔓荆子、香附、菊花、炒草决明、甘草各 12g，焙研极细。饭后每服 6g，黑豆汤送服，日服 3 次。

虎液膏：即好炉甘石 90g，打碎入新铜罐内，加鲜童便一大碗，浸泡 49 日，滤净童便。将炉甘石放铜盆内，置炭火上煅一炷香时间，煅成松花色，取起研细，再加生姜自然汁一小碗，炉甘石煅干，待冷取起研极细，即成虎液膏。

内服蒺藜散，外治点睛羊脑玉膏，俱治头风注目，早晨晕花。蒺藜散内服：蒺藜、茯苓、川芎、当归、防风、羌活、苍术、石决明（盐水炒）、甘草、白芍、蝉蜕、麻黄各 12g。共研极细，每服 9g，开水送服，饭后服用。

羊脑玉膏：用好炉甘石 90g 打碎，入新铜罐内，加童便一大碗浸泡 49 日；滤去后，再入铜盆内置炭火上煅成松花色，晒，取起研细；再用童便煮 3 次煅干，待冷取起点睛。

按:《痘麻绀珠》卷十蒺藜散：白蒺藜、白菊花、蝉蜕、荆芥穗、防风、木贼草。

宽中汤：治胃气亏虚，不归阳道，中午两目晕暗。青皮、陈皮、白豆蔻、炙甘草各 120g，炙厚朴 60g，细辛 1.5g。共研极细，每服 6g，米汤送服，或白糖水送服。

按:《万氏家抄方》卷二宽中汤：青皮、厚朴、陈皮、香附、白豆蔻、丁香、砂仁、木香，加生姜、盐，用水煎服。治疗七情气郁，三焦痞塞，阴阳不和。

太阳丹：治太阳穴剧痛，眉棱骨痛，为头风注目。大川乌（炮）、白芷各 30g，煅石膏、菊花各 90g。研细末糊为丸，再加没药为衣；羌活、朱砂各 30g，甘草 60g，细辛 1.5g，四味研细为衣。每服 6g，淡姜汤送服。

按:《证治要诀类方》卷四引《局方》太阳丹。脑子、川芎、甘草、白芷、石膏、大川乌（炮，去皮、脐）为细末，蜜同面糊为丸。主治一切头痛，风壅痰盛，咽膈不利。调贴太阳痛处，治偏正头风作痛，痛连于脑，常如牵引之状，发则目不可开，眩晕不能抬举。

泻肺散：治临晚目昏，视物不明，俗名"鸡盲眼"。枸杞、当归各21g，薄荷、炙苦参、黑丑、白丑各12g，水煎服。忌酒、发物。

内服上清丸，外治点睛虎液膏，俱治风热攻目，头目昏花，迎风流泪，畏光羞明，白睛淡红。羚羊角、犀角（末细）、厚朴（焙炒）、枯黄芩、草决明、炒地肤、滑石（飞）各30g，防己、防风、羌活、菊花、黑丑各24g，蝉蜕、生地黄、熟地黄各21g，川芎、白芷各15g，琥珀9g。共研极细，炼蜜为丸，每服9g，开水送服，饭后服用。

拨云散：治四时风热目痛，目内两眦俱红，日夜俱痛，微渴。当归15g，生地黄、防风、荆芥、蝉蜕、蒺藜、羌活、独活、金银花、菊花各9g，赤芍、甘草各6g，水煎服。

蝉蜕无比散：治漏睛症。失眠、两目失明，目珠如旋爆突出，不痛时，服此方（疼痛时，服疏风清肝散2剂）。蝉蜕无比散：蒺藜120g（炒，去刺），防风、茯苓、炙甘草各60g，当归、川芎（黄酒炒）、石决明（盐炒）、羌活各30g，蛇蜕皮（酒洗）、蝉蜕、赤芍、苍术各30g，共为细末，每服9g，米汤送服。

菊花丸：治肾水枯竭，易伤肝肺，甚则五脏虚损，两目瞳人倒悬。菊花120g，枸杞、五味子各60g，巴戟天、蒺藜（酒洗）各30g。共为细末，炼蜜为丸，每服9g，饭前淡盐汤送服。外治点睛珍珠琥液膏。

洗肝散：治五脏积热壅滞，肝脏血液运行不畅，青膜遮睛，目有斑点。当归、川芎、栀子、薄荷、荆芥、羌活、甘草各9g，酒制大黄3g。研细开水服，午后服，每服9g，亦可水煎服。外治点睛青龙琥珀膏。

按：《奇方类编》卷上洗肝散。当归、川芎、生地、赤芍、羌活、防风、薄荷、白芷、生大黄。主治眼目暴肿，痛不可忍。

夜光椒红丸：治黄风内障，白睛雪白，瞳人色黄，乃气血里滞，不能应目所致。熟地黄、苍术各90g，当归、川芎、川乌、羌活、陈皮、黄连各30g，人参、防风、蒺藜（炒）、代赭石、珍珠、川椒各15g，车前子9g（炒）。共研极细，炼蜜为丸，每服15g，木香汤送服。外治点睛珍珠散。

按：《异授眼科》夜光椒红丸同。

川乌散：治白星散孔，头目昏花。川乌（炮熟）、川芎、防风、当归、白芍、生地黄、人参、细辛、甘草各12g。研细，每服6g，汤送服，不拘时服。外治点睛推云散。

老膜散：治翳膜极重，岁月不散，此方点至半月到一月即全散。荸荠粉、硇砂（升过）、炙珍珠各 0.6g，白丁香、朱砂、硼砂、熊胆、蕤仁、密陀僧各 0.3g。以上诸药按前炮制法依法炮炙后，共为细末，瓷瓶收贮，日点 3 次。

按：《异授眼科》老膜散。珍珠、熊胆、辰砂、陀僧、蕤仁、白丁香、荸荠粉、硇砂。主治翳膜极重者。

通血散：治血热妄行，目中赤脉下垂，昏矇疼痛。当归、赤芍、栀子、草决明、荆芥、防风、羌活、木贼、蒺藜、甘草各 9g，大黄 3g，共研极细，每服 6g，清茶送服。

洗心散：治心火上炎，两目桃红，胞睑红肿，瞳人极痛。当归、生地黄、木香、甘草、荆芥、薄荷各 12g，黄连 6g，水煎，饭后服用。

按：《医统》卷六十一洗心散。黄连、生地黄、菊花、当归、木通、栀子、甘草。主治心经积热，目眦赤涩痛泪。

活血补气饮：治患目疾之后即出麻疹，多受风寒，而致气血运行不通，白睛常红，血丝时散时起。此方服后，血丝散而不定者，再服通窍活血汤即散。

（八）虚证目疾主治方

补肺散：治脾肺虚火上攻，迎风流泪，白珠淡红，及胬肉攀睛，眼屎黏稠、疼痛。

元麦地黄汤：治肾火上升，目痛泪稠，色似豆腐，畏日羞明，及目珠生星。熟地黄 30g，白术、山药、山茱萸各 15g，茯苓 12g，丹皮、泽泻各 6g，元参、麦冬、菊花各 9g，干姜 3g，大枣 5 枚引。有目珠生星去干姜，无目珠生星加干姜。

菊花汤：治心肾俱虚，瞳人倒悬，视物不明，头晕气短。菊花 15g，五味子、枸杞各 60g，巴戟天、肉苁蓉各 30g，焙干研细，蜜丸淡盐汤下。

济川饮：治真阳不足，两目晕花，视物不明，短气、倦怠、欲饮。熟地黄 30g，牛膝、茯神、枸杞、附片、肉桂各 9g，山茱萸、泽泻、五味子各 6g，不用引。

归芍地黄汤：治真阴不足，双目朝明暮暗，夜热口渴，盗汗梦多。即地黄汤加当归、白芍各 15g。焙研，炼蜜为丸，甜酒送服。

养火汤：治肾气不足，目难远视。巴戟天 30g，玉竹、熟地黄各 15g，山茱萸、枸杞、麦冬、肉桂各 9g，五味子 6g，水煎服。

加味地黄丸：治肾水不足，目难近视。生地黄、熟地黄各 120g，天冬、麦冬、枸杞、山茱萸各 60g，当归 30g，五味子 15g。焙干细，蜜为丸，空心甜酒下。

地黄丸：治瞳人枯小，肾火上升。生地黄、熟地黄各 120g，天冬、麦冬、枸杞、山茱萸各 60g，当归 30g，炒知母 21g，龙胆草 9g。焙干研细，炼蜜为丸，饭前甜酒送服。

杞菊地黄汤：治阴阳两虚，瞳人散大。熟地黄 30g，当归、山药、巴戟、枸杞、山茱萸、麦冬、杭菊、五味子各 15g。焙研蜜丸，饭前盐汤下。

猪苓汤：治肾命俱虚，两眼黑花，晕眩欲吐。熟地黄 30g，肉苁蓉、山茱萸、枸杞、覆盆子各 12g，五味子 9g，猪苓 6g。水煎，饭前服用。

补肾丸：同治肾命俱虚，晕眩欲吐，猪苓汤服后，继服此丸。石斛、车前子各 30g，沉香、菟丝子（酒煮）各 15g，磁石 6g（煅，水浸 7 次）。焙干研细，蜜为丸，饭前淡盐汤下或用黄甜酒送服。

（九）实证目疾主治方

苍术汤：治风热上升，两目昏暗，视物不明。炒苍术 12g，藁本、白芷、羌活、川芎、甘草各 9g，葱 3 根，生姜 3 片引。

疏风清肝散：治肝、膀胱积热上升，红肿剧痛，目珠溃烂，时流白色黏脓。川芎、归尾、赤芍、荆芥、防风、菊花、栀子、薄荷、金银花各 12g，柴胡、连翘各 15g，甘草 6g，水煎服。

清脾凉膈饮：治脾热上升，眼胞发痒、浮肿，皮里生疮为先，疼痛流泪。荆芥、防风、玄参、赤芍、陈皮、蝉蜕、苍术、白鲜皮、厚朴（姜炒）、连翘、酒制大黄各 9g，甘草 6g，竹叶 7 片引。

荆黄散：治脾热生风，白珠深红，不论痛与不痛皆治。荆芥 30g，酒制大黄 15g，甘草 6g，研细开水服用。

泻心散：治心火上升，暴赤红肿，胬肉攀睛，疼痛流泪。黄芩、黄连、栀子、生地黄、羌活、防风、荆芥、薄荷、柴胡、石膏、川芎、甘草、菊花、龙胆草各

9g，竹叶 7 片引。

清凉散：治肝脾俱热，暴赤红肿，疼痛泪淋。川芎、归身、生地黄、栀子、酒制大黄、枳壳、炒香附、甘草各 9g，水煎服。

拨云散：治肝受风热，两目昏暗，衣膜遮睛，视物不明。当归、生地黄、防风、蝉蜕、蒺藜、羌活、独活、金银花、赤芍各 12g，甘草 6g，水煎服。

连翘散：治脾肺俱虚，白膜遮睛，两目胀痛。连翘、黄芩、栀子、薄荷各 12g，大黄、朴硝各 3g，焙研，炼蜜为丸，开水服。

荆芥散：治风眼发痒，迎风流泪。

蒺藜散：治两目昏暗，朝重暮轻。

宽中汤：治脾虚胃热，午后昏花，视物不明。肉豆蔻 15g（去油），丁香、甘草、青皮、陈皮各 12g，厚朴、北细辛、朴硝各 3g，研细，淡盐汤下。

柴胡饮：治烂弦风眼。柴胡、生地黄、羌活、桔梗、荆芥、防风、赤芍各 9g，甘草 4.5g，水煎服。

木贼散：治血灌瞳人。木贼、黄芩、大黄、炒栀子、红花、苏木、归尾、菊花各 9g，水煎服。

桑黄散：两目红丝，年久不散。炒黄芩、炒桑白皮、白茯苓各 15g，灯心草 14 寸引。

（十）目痛主治方

活血补气饮：当归 9g，防风、白芷、柴胡、黄芩、蔓荆子各 6g，升麻 4.5g，甘草 3g，水煎服。

通窍活血汤：治血瘀经络，白睛桃红，岁月不散，时痛时止。赤芍、川芎各 12g，桃仁、红花、老葱（切细）、生姜（切细）各 15g，大枣 30g，麝香 0.15g（布包），甜酒加水各半煎服。

坎离丸：治心肾俱虚，目痛浮肿，泪如白脓，疼痛昏聩，心烦不得安眠。人参、白术、羌活、当归、官桂、防风、炙党参、菊花、五味子、川芎、细辛、草决明（炒）、元参、茯苓、青葙子、车前子（炒）、黄芩、地骨皮、甘草各 12g。研极细，炼蜜为丸，饭前或临卧时，米汤送取 15g。

按：《异授眼科》坎离丸方同。

人参汤：治心实肝虚，膜多昏痛，迎风冷泪。人参、蔓荆子各9g，白芍、炙甘草、盐炒知母、盐炒黄柏各6g，黄连1.5g，水煎服。

蚕纸丸、赤头散：俱治肝血不足，风热相争，两目红赤疼痛，右愈左发，左愈右发，来往继续。内服蚕纸丸：晚蚕蛾、蝉蜕、菊花、羌活、谷精草、甘草各12g，共研极细，蜜丸，茶送服，每服12g。外敷赤头散：赤小豆90g，生南星60g，研极细，清凉水调，敷眼眶及两太阳穴，待干时换敷，或加温水调药，二日一换。

川芎洗心散：治太阳热甚，头面红肿，目内红丝暴生，两目头面俱痛。川芎、黄连、生地黄、荆芥、薄荷、防风、羌活、栀子、黄芩、柴胡、石膏、甘草、菊花、龙胆草、淡竹叶各9g。共研极细，每服6g，开水送服，饭后服用。外治点睛珍珠虎液膏。

柴胡散：治风温相搏，两目桃红，血丝模糊，或砂砾刺痛，泪多畏光。柴胡、菊花、玄参、地骨皮、赤芍、黄芩、甘草各12g，羚羊角9g，共研极细，开水送服。

清毒散：治风温眼痛，眼睑烂红，赤痛流泪，眼睑内胬生刺，如砂在内刺痛。荆芥、牛蒡子各12g，甘草3g，大黄9g，水煎服。外治点睛推云散。

涂肺散：治心火或肺气相搏，两目红丝贯睛，年深月久不散，常流热泪。枯芩、桑白皮、茯苓各15g，共研极细，每服6g，灯心汤送服，午后服用。

茶调散：治胬肉攀睛，红障壅上，内服此方。外治点睛青龙膏。当归、川芎、生地黄、柴胡、羌活、防风、黄芩、甘草、天花粉各12g，共为细末，每服6g，服后清茶送服。

按：《异授眼科》茶调散同。

羌活洗心散：治心火上炎，两目太阳穴刺痛，服药不愈，此方服之。外敷赤头散。羌活、当归、生地黄、甘草、荆芥、木通、薄荷各12g，黄连6g，水煎服。

荆芥散：治热气内攻，两眦烂弦疼痛，泪多。外治点睛，先点推云散，后点虎液膏。

苍术猪肝散、蛤粉散：俱治雀盲，两目临卧视物不明，白则正常，夜则模糊，先服用苍术猪肝散：苍术250g（米泔浸，炒），谷精草30g，研极细，将猪肝一具去胆蒸熟，切片焙干，研极细，三味和匀，每服 15g 米汤或酒送服。后用蛤粉散：蛤粉、夜明砂各 30g，焙研极细，化黄蜡为丸如枣子大。将丸入猪肝内，外用麻线将肝之切口扎紧，甘水煮熟，去麻线，取丸趁热熏滚眼目，连肝汤服用，以愈为度。

按：《异授眼科》苍术猪肝散同。

拳毛倒睫，上眼搭下，皮内生翳膜，用粉霜敷眼皮，内服地黄丸及还少丹半月，再用搐鼻散，吹鼻，日吹 3 次，以消内外障膜。搐鼻散：麻黄、归身各 6g，焙研再加乳香 3g 炙、麝香 0.3g，共研极细吹鼻，日吹 3 次。

巴蜀枸杞丸：治肾虚，青膜遮睛，视物不明。枸杞 180g，巴戟天 90g（去心），肉苁蓉 120g，菊花 30g。共为细末，炼蜜为丸，服前盐汤送服。外治点睛药先点老膜散三日，后点推云散。

清净膏：治眼痹及小儿出痘后眼胞下流脓。先用三棱针刺四周出血，将此盖上，内点珍珠琥珀膏在眼内。清净膏：天南星、薄荷、荆芥、白芍各 12g，共研极细，鸡蛋清调敷患处。

白薇散：治症同上。服此药，敷上药膏。白薇、生地黄、羌活各 30g，白蒺藜 60g，防风 45g，石榴皮 27g。共为细末，每服 9g，枸杞汤送服。

内眦角红黄色血丝一条，如箭形射进黑睛，不痛不痒，乃肾阴不足，虚火上炎，补肾丸治之。熟地黄 60g，巴戟天、枸杞各 2.4g，肉苁蓉、补固脂、菟丝子各 2.1g，酸枣仁、小茴香各 18g，青盐、朱砂（另研）各 15g，石斛 12g，丹皮 9g。焙研极细，朱砂为衣梧子大，饭前服用，盐汤送服，日服 3 次，亦可开水送服。

羊肝丸、珍珠虎液膏：俱治黑睛上下白膜遮睛，约葱叶宽一块，视物模糊，乃心肾虚耗以致，内服加味羊肝丸。羊肝一具去筋膜，瓦上焙干，熟地黄 30g，羌活、防风、菊花、细辛、杏仁、茯苓、菟丝子、枸杞、青葙子、茺蔚子、草决明、石决明各 30g，地肤子、五倍子各 24g。焙研极细，炼蜜为丸，每服 12g，或酒或盐汤送服，日服 3 次。外治点睛珍珠虎液膏，即虎液膏加珍珠，研极细点睛。

返睛丸：治内外两眦俱生红黄血丝一条，形似箭头侵入黑睛，及目患鸡冠，内服亦效。熟地黄、天麻、独活、川芎、防风、车前子（炒）各 30g，羌活、细辛、白芷、木贼、蒺藜、菊花、枸杞、荆芥、生地黄、青葙子、石决明、菟丝子、草决明各 15g，甘草 9g，蕤仁 12g。共研极细，炼蜜为丸，饭前淡盐汤下，每服 9g，日服 2 次。外点珍珠虎液膏。

黑豆丸：治小儿痘疹目痛，或痘后目痛。黑豆 1500g，大黄、黄芩、黄连、甘草、朴硝、密蒙花各 30g，加水三大碗同煮，待水干去药，豆粑为度，每次服用豆 30 丸，嚼细米汤送服。

按：《异授眼科》黑豆丸同。

兜兜丸：亦治小儿痘疹目痛，黑豆服用完后，即服此丸，才能痊愈。菟丝子 60g，当归 21g，谷精草（炒）、薄荷（炒）、黄连、炒栀子各 15g，升麻、柴胡、人参各 12g。焙研极细，米汤吞，每服 3g，日服 3 次。

蕤仁丸：治外物打伤撞伤，损坏眼目，重者服一月，轻者半月，外搽象牙水乳散即得痊愈。内服蕤仁丸：羊肝一具，蕤仁 180g，玄精石（煅）60g，石决明（煅）、黄连各 30g，先将羊肝或猪肝用铜刀割净筋膜，切片瓦上焙干时，再将群药焙研极细，同羊肝或猪肝粉和匀，末糊为丸，清茶送服，不拘时服，每服 9g，日服 3 次。

升麻葛根汤：治上下眼胞肿硬，此方服 2～3 剂可愈。升麻、葛根、杭白芍各 12g，甘草 9g，水煎服。

按：《太平惠民和剂局方》升麻葛根汤同。

泻肝散、补胆散：俱治紫色翳肉，堆药盖，外点推云散即愈。泻肝散：荆芥 15g，大黄 6g，甘草 3g，水煎服，亦可加倍研，温水服下。补胆散：焙研米汤下，亦可水煎服。推云散：炉甘石 1.5g，朱砂 1.2g，玛瑙、硼砂各 0.9g，珍珠、麝香各 0.6g，熊胆、黄连各 0.45g，乳香、没药各 1.8g 依法炮制，共研极细点睛。

补肺散、益胃散：俱治目昏，视物如白云，兼点推云散，散净白膜即愈。补肺散：当归 21g，黄芪、炙甘草各 12g，荆芥、白芷、防风、升麻各 6g，水煎服。益胃散：枸杞 24g，当归 18g，炒黑豆 15g，泽泻、黄芩、白丑各 6g，水煎服。

返睛丸内服，外点珍珠散：俱治目内生痣。用手术微破其痣，点上珍珠散，内服返睛丸。

水眼药、珍珠虎液膏：俱治睛上浮翳，黑白不相粘连。先将上眼胞用铜钩钩起，悬于发上，然后点药于翳上。

益阴肾气丸：治心肾双亏，目昏视物不明，不痛不痒，日出暴泪，头晕心悸，发难安眠。熟地黄、山药、山茱萸、茯神、丹皮、泽泻、当归、生地黄、柴胡、远志、五味子、人参各 15g，菖蒲 12g。焙研极细，蜜为丸，饭后盐汤送服。

补肾丸、水眼药：俱治肺虚，目生花翳白隐。补肾丸：人参、白术、苍术、蛤蚧、杏仁、蒺藜、玉屑、白石脂、金樱子、旋覆花、五味子、黄精各 30g。焙研极细，每服 6g，米汤下。

上眼胞烧法：治眼卒血泪出如倾，陡热生翳膜，眼花视物不明，用铜钱 1 个，安上眼胞中，取灯心草 1 根着油，烧钱中一壮即愈。

玉露霜、糖煎散：俱治野外飞线忽热入目，疼痛不已。糖煎散：当归 18g，防风、赤芍、甘草、川芎、牛蒡子、防己各 15g，大黄 6g，龙胆草 9g，水煎加砂糖服用。玉露霜：又方飞线灭尘入目，用盐水洗净，用干净灯心草搓出即愈。

汤泡散：治目疼痛，障如偃月。当归 1.5g，蝉蜕 12g，赤芍 9g，黄连 6g，水煎熏眼，待温饭后服。

按:《异授眼科》汤泡散同。

羊肝丸、推云散：俱治内障，时聚时散，内服羊肝丸外点推云散以根除停药。羊肝丸：羊肝一具，黄连 90g，当归、蕤仁（去油）各 30g。焙研极细，将羊肝入油锅内煮烂，和药为丸梧子大，每服 50 丸，米汤送服。

二神汤、珍珠虎液膏：俱治目内障膜，形如垂帘。熟地黄、菟丝柄、薏苡仁、当归各 30g，枳壳 15g，五味子 15g。焙研极细，每服 12g，蜜水调服。

黄连败毒丸：治眼丹红肿疼痛。黄连、连翘、羌活、甘草各 30g，共研细末，蜜为丸，每服 6g，开水下。

按:《疮疡经验全书》卷一黄连败毒丸。黄连、甘草、连翘、防风、羌活、细辛、薄荷、黄芩、甘菊花。主治眼丹。徐师方中去防风、细辛、薄荷、黄芩、甘菊花等祛风之品。

通明散：治产后、痘后、麻后，余毒未尽，未忌风寒，眼生翳障，服至痊愈后止。当归、川芎、生地黄、防风、菊花、粉葛、谷精草、蝉蜕、天花粉各 9g，水煎服。丹轻散，服上方，吹此药。黄粉、丹粉各 6g，研细，左眼吹右耳，右眼吹左耳，两眼俱患，两耳双吹。

五、口腔与耳鼻喉科

（一）口味异常主治方

口舌部：口苦心火，导赤散。

喉　部：口甜脾火，三黄汤加石膏。

　　　　口酸肝火，龙胆泻肝汤。

牙　部：口辛肺火，黄芩散。

鼻　部：口辛胆火，小柴胡汤加龙胆草。

　　　　口咸肾火，知柏地黄汤。

眼　部：口淡胃火，人参白虎汤。

耳　部：口臭大肠火，清凉甘露饮。

（二）口舌病主治方

口眼歪斜，牵正散：全蝎、僵蚕、白附子各 9g，研细吞酒。

口臭口烂腹泻，加味连理汤：白术 12g，人参、茯苓、黄连、甘草、干姜各 6g，水煎服。

小舌下垂，少阴甘桔汤：桔梗 12g，甘草、川芎、元参、陈皮、黄芩各 6g，柴胡 3.6g，羌活、升麻各 2.4g，葱白 1 根引。外搽姜柏散：黄柏 9g，干姜 6g，研细吹。

按：《外科正宗》卷二甘桔汤同。

烂唇初起，清脾凉膈饮：生地黄、连翘、栀子、薄荷、荆芥、防风、石膏、黄芩、赤芍各 12g，甘草 6g，灯心草 20 寸引。

小儿鹅口疮，系小肠风热，口舌俱生白疮为椒大，疼痛流涎不止，此方水煎服。珠儿参 30g，白茯苓、木通各 18g，水煎服。外搽蜜丸散：枯矾 12g，调白蜜 15g，搽口内，日搽 5 次。加味五苓散：治小儿白口疮。猪苓 6g，泽泻、茯苓、白术、生地黄、木通各 9g，肉桂 3g，甘草 6g，水煎服。或外搽硼矾散：硼砂 15g，白矾、枯矾各 3g，三味研细，白蜜 15g，调搽口内。

天王补心丹：治大人小儿虚阳上升，口舌生疮，形似椒大，白疱点点相连，内服此药。熟地黄30g，元参、沙参、丹参、茯苓、桔梗、当归各15g，炙甘草、柏子仁各9g，天冬、麦冬各12g，炒知母、炒黄柏各9g，五味子6g，炮姜3片，大枣3枚引。或外搽冰硼散：玄明粉、硼砂各15g，朱砂3g，冰片1.5g，研极细搽口内。

知柏四物汤：治心肾不交，口唇破裂，朝轻暮重，此方内服。当归、杭白芍各15g，川芎12g，熟地黄18g，炒知母、炒黄柏各9g，肉桂3g引。外搽椒花散：黄柏30g，青黛、肉桂各3g，冰片0.6g，研细调香油搽。

按：《症因脉治》卷四知柏四物汤。组成：当归、川芎、知母、黄柏、白芍药、熟地黄。水煎，温服。治腹痛，阴虚火旺，脉细数，妊娠胎动，脉洪虚数。徐师加肉桂少许，引火归原。

导赤散：治小肠积热上升，满口糜腐。生地黄18g，木通15g，甘草、淡竹叶各9g，水煎服。外搽姜柏散：黄柏18g，干姜15g，研细搽口内，1小时后用温水漱口。

神元独生汤：治唇疔及锁口疔，口唇生疔，红肿外翻，疼痛难忍，服之即消。酒制大黄9g，甘草、金银花、归尾、皂角刺、天花粉各6g，羌活、连翘、防风、白芷、红花、石决明各4.5g，穿山甲（炙）、乳香、沉香各3g，水酒煎服。

清凉甘露饮：治脾火上升，上下唇生小疮，如黄豆大，渐转为烂唇，初起此方服之即消。熟地黄、生地黄各15g，茵陈、黄芩、枳实、枇杷叶、赤苓、天冬、麦冬、厚朴各12g，犀牛角、甘草各6g。外贴蟾酥饼。

双解通圣散：治胃火上升，两唇红肿，发痒疼痛，热似火燎，日久破流黄水，外搽黄连膏。双解通圣散：石膏、滑石各30g，黄芩、桔梗、甘草各12g，荆芥、防风、炒白芍、白术、连翘、川芎、薄荷、麻黄、栀子各15g，水煎服。

黄连膏：香油160g，黄蜡42g，生地黄30g，当归15g，黄姜、黄柏、黄连各9g，熬制同玉红膏。

按：《医宗金鉴》卷六十五双解通圣散同。

（三）咽喉病主治方

清咽利膈汤：治喉风，喉痛红肿，痰塞难言，及弄舌喉风，舌出不缩，先刺少商穴，有血则生，无血则死。牛蒡子15g，连翘、生地黄、栀子、荆芥、黄芩、黄连、防风、桔梗、元参、金银花、薄荷各12g，甘草9g，朴硝、大黄各6g，淡竹叶9g引。外吹药，轻者冰硼散：明粉、硼砂各15g，朱砂3g，冰片1.5g；重者金锁匙：火硝45g，硼砂15g，雄黄6g，僵蚕3g，冰片0.9g，研细吹。

白降雪丹：治紧喉风，喉痛红肿，声音不出，汤水难下，痰涎阻塞，仍刺少商穴。煅石膏45g，硼砂30g，火硝15g，玄明粉9g，冰片6g，研细吹。内服清咽利膈汤。

力防甘桔汤：治风热喉蛾，咽喉干燥，喉痛声嘶。牛蒡子18g，防风、玄参、麦冬、桔梗各15g，甘草12g。外吹喉蛾，用研细山豆根6g吹。

知柏地黄汤：治肾火上升，喉疳腐烂疼痛，此方内服。初起宜紫雪散，破后外搽八宝珍珠散，同治上病。人中白6g（煅），雅黄连梢、儿茶、贝母、青黛各4.5g。血竭（烧）、□□（注：原文不清）、焦黄柏、鱼脑石（微烧）、琥珀各3g，冰片1.5g，硼砂1.8g，牛黄、珍珠各1.5g，麝香0.9g，研细吹。

广苇牛蒡子汤：治喉癣干咳声燥，先痒后痛，叠起腐衣，欲食不下喉旁有灰白的假膜。牛蒡子15g（酒洗），连翘、生地黄、贝母、射干、天花粉、元参、甘草各12g，僵蚕9g（炒研），竹叶20片引。外吹矾五散：白矾霜60g，雄黄、穿山甲各30g，白霜梅10个（去核），研细吹。用方砖两块相好，石灰填缝，炭火烧红，去炭，将白酒250g倒在砖上，连将白矾粉500g撒在红砖上，用瓷盆盖好，周围石膏封固，经过1日后，取用扫下即成白矾霜。又方，清凉散。仍治喉癣，外吹。硼砂27g，人中白18g，黄连9g，南薄荷5.4g，冰片4.5g，青黛3.6g，研细吹。

黄连消毒饮：治实火上攻，上腭生癣，又名悬痈，形似葡萄，舌难伸缩，口难合开，鼻红脓口渴。（外搽盐矾散）。黄芪6g，黄连3g，黄芩、黄柏、藁本、防己各1.5g，防风、独活、连翘、知母、当归、生地黄、人参、桔梗各1.2g，陈皮、苏木、甘草、羌活各0.6g，泽泻0.3g，不用引。外搽盐矾散：治悬痈。烧盐、枯矾、白矾各 15g，研细，用牙膏涂筷头搭痈上，兼吹冰硼散。

按：《青囊全集》卷下有黄连消毒饮。治疗疮日久，气血两亏，阳明头痛顶疼，小便黄。徐师于原方去玄参，加用独活、人参。

牛黄清心丸：治心火上升，锁喉毒，生于耳前听会穴，形似瘰疬，渐攻咽喉，红肿塞喉疼痛，饮食俱阻。九制天南星、雄黄、黄连各 6g，天竺黄、茯神、玄参、五倍子、防风、荆芥、犀角、桔梗、当归各 3g，冰片。

少阴桔梗汤：治虚火上炎，小舌下垂，喉痛饮食难吞。桔梗 12g，甘草、川芎、元参、陈皮、黄芩各 6g，柴胡 4.5g，羌活、升麻各 2.4g，葱白 1 根引。外吹黄柏、干姜各 9g，研吹。

桔力补中汤：治虚阳上升，小舌下垂，喉痛汤水难下，并治咳嗽夜重难卧。黄芪、党参、白术各 18g，当归 15g，升麻、陈皮各 9g，柴胡 6g，甘草、桔梗、玄参、麦冬、牛蒡子各 12g，姜 3 片，大枣 3 枚引。外吹冰硼散。

清凉甘露饮：治虚火上升，喉痛淡红，咽干不渴。生地黄、熟地黄各 15g，天冬、麦冬、枇杷叶（蜜炒）、黄芩、枳壳、茵陈蒿、石斛、甘草各 9g，水煎服。

按：《外科正宗》卷四清凉甘露饮。犀角、银柴胡、茵陈、石斛、枳壳、麦门冬、甘草、生地、黄芩、知母、枇杷叶。主治情志不遂，过食膏粱厚味，痰火内蕴，致患茧唇，唇部高突坚硬，或损破流血。

荆防败毒散：治风热喉肿初起。人参、羌活、独活、前胡、柴胡、川芎、茯苓、桔梗、枳壳、甘草、荆芥、防风各 9g，葱 3 根，姜 3 片引。

利膈汤：治脾肺风热，喉痛生疮，痰涎上壅，饮食阻碍。僵蚕、桔梗、荆芥、防风、炒牛蒡子、薄荷、人参各 12g，甘草 9g，不用引。

按：《本事方》利膈汤同。

清胃泻肺汤：治喉干咳喘。元参、麦冬、金银花各 12g，牛蒡子、天花粉、黄芩、桂枝、杭白芍、甘草、枳壳、杏仁、干姜、陈皮各 9g，大枣 3 枚，葱 3 根引。

益气清金汤：治肺火上攻，喉瘤初起，形为圆眼，红绿相裹，不俱单只，生于喉旁，不起不痛，忌用刀针。苦桔梗 15g，黄芩 12g，麦冬、贝母、牛蒡子各 9g，人参、茯苓、陈皮、栀子、薄荷、甘草各 6g，紫苏 3g，竹叶 30 片引。外吹碧玉散：治症同上。硼砂 18g，冰片 1.8g，胆矾 1.5g，研细揉瘤顶。

按：《医宗金鉴》卷六十六益气清金汤同。

养阴清肺汤：治肺寒痰稠咳嗽，喉嘶声哑。苏荷 18g，牛蒡子、防风各 15g，生地黄、贝母各 9g，玄参、麦冬、桔梗、甘草各 12g，熬汁"驱"杠炭（注：把杠炭烧红放药汁中淬一下取出，四川话叫"驱"）服用。

（四）牙病主治方

骨补止痛散：治肾火上升，大牙疼痛，朝轻暮重。骨碎补 24g，枸杞、山药各 15g，生地黄、山茱萸各 12g，石斛、升麻各 9g，泽泻、甘草、白芷各 6g，细辛 3g，炮姜 3 片，大枣 5 枚引。

升麻银花白虎汤：治胃火上升，犬牙及牙龈红肿，口合难闭，并治耳根红肿。石膏 30g，甘草 9g，生知母、升麻、金银花各 15g，粳米 30g 引。

清胃汤：治胃火上升，口臭牙衄，出血肉黑。当归 15g，黄连、生地黄、丹皮、升麻各 9g，石膏 24g，不用引。

调胃承气汤：治脾胃俱热，实火上升，口热臭龈肉黑，口干舌燥，大便不通。酒制大黄 12g，芒硝、甘草（炙）各 9g，不用引。外搽小蓟散：小蓟、百草霜、炒大黄、香附各 12g，研细搽牙龈。

清热消风散：治风热牙痛，时痛时止，腮外浮肿，并治风丹肤痒，及疥疮俱效。当归、生地黄、防风、苦参、知母、苍术、荆芥、胡麻仁各 12g，地肤子、石膏各 15g，甘草 6g，不用引。

元柏地黄汤：治肾火上升，牙缝出血，舌上生疮，牙摇微痛，即地黄汤加黄柏 9g，元参 12g。

独活散：治风热牙痛，牙根宣露，龈肉黑腐。羌活、独活、生地黄、防风、川芎各 12g，薄荷、荆芥各 9g，细辛 4.5g，水煎服。

三固安肾丸：治肾命俱虚，牙龈腐烂，牙齿动摇，口臭不渴。补骨脂（酒炒）、胡芦巴（酒炒）、炒小茴香、炒川楝子、续断（炒）各 90g，山药、杏仁、桃仁、茯苓各 60g，蜜为丸，盐汤下。

犀角升麻汤：治胃受湿热，牙龈腐烂，时流白脓，及颊疡初起，色红如瘤。

犀角、羌活各 4.5g，升麻 6g，黄芩、白芷、川芎、防风、白附子各 3g，甘草 1.8g，水煎服。外搽胡桐泪散：同治上病。寒水石 9g（煅），川芎、白芷、胡桐泪各 4.5g，生地黄、青盐各 3g，研细搽牙龈。

芦荟消疳散：治肝心积热上升，走马牙疳，牙龈腐烂，剧痛肉黑，口臭牙根露出，及牙龈内钻出骨尖，刺痛一场。此症急用利刀将患处割开，连根取出，急用膏滋按揉其切割处，血即止。血止后，换揉冰硼散。芦荟、银柴胡、川黄连、胡黄连、牛蒡子（炒研）、羚羊角（磨）、元参、桔梗、栀子、大黄各 3g，薄荷 2.4g，甘草 1.8g，淡竹叶 6g 引，水煎服。

按：《外科大成》卷三、《喉证指南》卷四均有芦荟消疳散，治走马牙疳，牙根作烂，遂变黑腐，臭秽难闻。徐师方中去石膏。

人中白散：治马疳，并治一切龈肉腐烂，口臭难闻俱效。人中白 30g，孩儿茶 12g，薄荷、黄柏、青黛、冰片各 9g，研细搽患上。

黄连解毒散：治三阴实火上攻，两旁牙缝生疔，形为粟米，红肿疼痛，腮项俱麻，即用尖针将疔挑破流血，使毒气外出。黄芩、黄柏、黄连、栀子、甘草各 9g，水煎服。外搽拔疔散：硇砂、白矾、珍珠、食盐放铁锈刀上烧红各 15g，研搽。

玉池散：治牙龈腐烂，生虫，时痒时痛。当归、川芎、白芷、升麻、防风、藁本、槐花、地骨皮各 12g，北细辛 4.5g，甘草 18g，黑豆 30 粒，生姜 3 片，水煎服。服法：先嚼后服用。外搽人中白散。

按：《太平惠民和剂局方》玉池散。川芎、当归、甘草、防风、白芷、槐花等分为末，早晚蘸适量，坚持刷牙，治各种原因引起的牙痛。

温风散：治风寒牙痛，恶寒头晕，朝轻夜重。当归、川芎、白芷、附片、羌活、藁本各 9g，麻黄、荜茇各 6g，细辛、甘草各 3g，□□（注：原文不清）嚼服用。

按：《医学集成》卷二温风散方中无甘草，主治同。

（五）舌病主治方

舌肿：心火上升，黄连消毒散治之。黄芩、黄连、炒栀子、荆芥、连翘、牛蒡子、薄荷、木通、甘草、车前子各 9g，灯心草 7 寸引。

舌疮：肺火上升，黄芩汤主之。黄芩、黄连、丹皮、金银花、贝母、白芍各 9g，甘草 3g，水煎服。

舌吐不收：少阴虚火上攻，泻心汤。麦冬、黄连、生地黄、木通、车前子各 9g，甘草 4.5g，灯心草 7 寸引。

舌缩入喉：脾心俱寒，石宝丹。人参、白术各 24g，附片、肉桂各 15g，干姜、大枣各 12g 引。

重舌、木舌、紫舌：三阴风热，抑火汤。黄芩、黄连、栀子、荆芥、连翘、牛蒡子、薄荷、木通、甘草各 9g，不用引。重、木、紫三舌，轻搽冰硼散，重搽金轮匙。

小舌下垂：虚阳上升，养阴甘桔汤。熟地黄 30g，山药 18g，山茱萸、甘草各 12g，玄参、麦冬、桔梗、牛蒡子、防风各 15g，不用引。

舌疳：初起为豆，头大带小，生长舌中，红烂无皮，暮重朝轻，北庭丹治之，搽上即消。秘传北庭丹：矾硼、人中白各（煅）15g，瓦上青苔 30g，瓦松花、溏鸡屎备用，将药装入瓷罐内，混合土封固其口，用炭火煅红，二炷香燃完时，待冷取出待用，再加麝香、冰片各 3g，合研极细，用银针或针灸针刺破，搽丹即消。

舌衄出血：舌上生孔，小者如针，大者如豆；轻者色紫，重者色黑，腐烂血出如涌。此病系心火上攻，宜服升麻汤。升麻、紫苏根、茜草、寒水石各 30g，艾叶 22.5g，侧柏叶、生地黄各 9g 引。外搽必胜散：螺青三个（另研），炒蒲黄 6g，研细搽患上。

（六）鼻病主治方

鼻孔干燥：肺火，内服黄芩散。炒黄芩 15g，炒栀子、桑白皮、桔梗、连翘、赤芍、天门冬、薄荷各 12g，甘草 6g。外搽辰砂宣痛散。熟石膏 30g，胡黄连 15g，辛夷花 12g，辰砂、白芷各 9g，研细搽鼻。

鼻流清涕：肺寒气实，内服参苏饮。紫苏 24g，陈皮、桔梗、前胡、法半夏、粉葛各 15g，人参 18g，木香、枳壳、茯苓各 9g，甘草 6g，葱枣引。

鼻流清涕：气虚受寒，内服再造散。熟地黄 30g，人参、黄芪、桂枝、附片、羌活、防风、炮姜各 15g，麻黄、川芎、藁本、苍耳各 12g，细辛 6g，大枣5 枚引。

鼻塞不通：风寒入脑，川芎汤主之。川芎、白芷、羌活各 15g，苍术、藁本各 12g，麻黄 9g，细辛、甘草各 4.5g，葱姜引。

鼻阻干燥不通，目痛不眠：大肠风热上攻，柴葛解肌散治之。石膏 18g，白芷、羌活各 12g，黄芩、杭白芍、桔梗、粉葛、生姜各 9g，柴胡、甘草各 6g，大枣 5 枚引。

鼻孔生疮：肝肺俱热，乌犀散治之。知母、贝母、天冬、麦冬、黄芩各 9g，黄连、犀角、羚羊角、甘草各 3g，不用引。

鼻如烟煤，口燥舌干，壮热便结：胃火上攻，白虎承气汤。石膏 24g，知母15g，枳壳、厚朴各 12g，大黄、玄明粉、甘草各 9g，粳米 30g 引。

鼻中生痔：肝肺积热上升，形似榴子，渐大下□（注：原文不清），色紫微硬，撑塞鼻孔，呼吸困难。辛夷消痔散内服：辛夷、粉丹各 15g，桔梗、白芷、枳实、炒栀子各 9g，莱菔子 6g 引。外搽四味矾黄散：白矾 15g，轻粉 9g，杏仁 6g，雄黄 3g，研细搽痔上，日搽 3 次。

鼻准红赤：胃肺俱热，清肺散主之。石膏 24g，粉葛、天花粉、桑白皮、黄芩、杏仁、桔梗各 9g，甘草 6g，不用引。

鼻孔扇张，气喘咳嗽，两眼半开：肺火上升，元参清肺饮，此方益治痀喘、哮喘等病。陈皮、茯苓、桔梗、地骨皮、元参、柴胡、麦冬各 12g，薏苡仁 24g，明参、甘草各 3g，槟榔 9g，生姜 1 片引，加童便服用。

鼻孔扇张，鼻黑气粗，口干咳嗽：胃肺俱热，清胃凉肺饮。天花粉、黄芩、黄连、瓜蒌仁、贝母、石膏、桑白皮、紫苏子各 9g，甘草 6g 不用引。

鼻孔扇张，头晕气短，目闭口张，朝轻暮重，长寿丸加枸杞、怀牛膝。熟地黄 30g，山药 24g，山茱萸 18g，茯苓 15g，丹皮、五味子各 9g，泽泻 6g，麦冬、枸杞、怀牛膝各 12g，水煎服。

鼻中清涕不止，名鼻渊，风热入脑，用川芎散。川芎、白芷、防风、炒栀子、荆芥、黄芩、桔梗、贝母、甘草各 9g，研细清茶调服。

鼻流臭脓，头晕目眩，名脑漏，五方治之。防风汤：防风24g，当归、人参、黄芪各15g，生地黄、白芍、麦冬各9g，白及、百合各6g引；奇援藿香丸：藿香叶120g，研细，雄猪胆汁为丸，为梧子大，午后黄酒送服；外搽方：有汗用桂枝60g，每日搽2次，每次用3个，加葱3根切细，用白酒嚼细将汁吞下，渣滓吐出，加酒炒热搽神庭，无汗用麻黄60g，仍搽神庭；瓜络散：丝瓜络30g（炒黄），辛夷、苍耳、威灵仙各15g，水煎，饭后服用，连服5剂。

鼻臭症：肺热生风，生于小儿鼻孔两旁，红斑破烂，时流黄水。泽泻散：泽泻、郁金、栀子、甘草各9g，水煎服。外搽青蛤散：石膏30g，蛤粉、轻粉、炒黄柏各15g，研细，青黛9g，香油15g调搽。

（七）耳病主治方

柴栀四物汤：治血虚耳聋耳鸣。柴胡、炒栀子各9g，当归、炒杭白芍各18g，川芎15g，熟地黄30g，丹皮、石菖蒲各4.5g，不用引。

丹栀补中汤：治气虚耳鸣。当归15g，白术、黄芪、潞党参各18g，升麻、柴胡各12g，陈皮、炙甘草、丹皮、炒栀子各9g，炮姜5片，大枣5枚引。

内补黄芪汤：治阴虚耳鸣，盗汗梦多。黄芪、明参、当归、熟地黄、肉桂各18g，茯苓、杭白芍、远志、麦冬各15g，炙甘草9g，炮姜3片，大枣5枚引。

荆柴四物汤：治风热耳鸣，往来寒热。当归、生地黄、杭白芍、柴胡各15g，黄芩9g，川芎、法半夏、陈皮、茯苓、荆芥各12g，龙胆草、甘草各6g，生姜3片，大枣5枚引。

归元汤：治肾命俱虚，耳鸣腰痛，头晕倦怠。熟地黄、当归、附片、人参、白术、补骨脂、薏苡仁各15g，芡实、山药、杜仲各9g，姜枣引。

明心汤：治少年耳鸣耳聋。沙参、黄芩、荆芥、蔓荆子各9g，黄柏、升麻、炙甘草各6g，不用引。

栀连柴胡汤：治食前耳聋。柴胡、黄芩、法半夏、陈皮、茯苓各12g，甘草、栀子、连翘各9g，生姜3片，大枣3枚引。

苓术四物汤：治食后耳聋。熟地黄21g，当归、知母、杭白芍、白术、茯苓各15g。

升银白虎汤：治耳根红肿。石膏 24g，知母、升麻各 15g，金银花 18g，甘草 9g，粳米 30g 引。

芍药柴胡汤：治肝火上升，耳疮红肿。川芎、杭白芍、柴胡、黄芩、法半夏、陈皮、茯苓、栀子、连翘、桔梗各 9g，龙胆草 3g，不用引。

栀子清肝汤：治肝火升，耳心痛痒。白芍、当归、川芎、柴胡、栀子、茯苓、丹皮、牛蒡子各 9g，甘草 3g 引。

按：《外科正宗》卷二栀子清肝汤。牛蒡子、柴胡、川芎、白芍、石膏、当归、山栀、丹皮、黄芩、黄连、甘草。治肝火风热上攻，遂成鬓疽，痛连颈项、胸乳、太阳等处，或寒热晡甚，胸胁满闷，口苦舌干者。徐师方中去石膏、黄芩和黄连，避免苦寒之品太过损伤脾胃。

丹栀逍遥散：治肝郁不舒，妇人耳心痛痒。当归、白术、白芍、柴胡、栀子、茯苓各 9g，丹皮 6g，炙甘草 4.5g 引。

清肝抑火汤：治肝心俱热，耳挺流脓。当归 9g，柴胡、炒栀子、黄连、菖蒲、龙胆草各 6g，不用引。外搽文蛤散：文蛤、白矾、发灰、轻粉、硇砂、雄黄各 6g，调香油搽。

填精益气汤：治病后耳聋，肝肾俱虚。熟地黄 60g，肉苁蓉 30g（酒洗），枸杞、菟丝子、白术各 21g，当归、人参、黄芪、补骨脂各 15g，菖蒲、甘草各 6g，不用引。

柴胡清肝汤：治肝胆俱热，耳心灌脓。当归、连翘、生地黄、牛蒡子、柴胡各 12g，赤芍、川芎、黄芩、栀子各 9g，甘草、天花粉、防风、龙胆草各 6g，不用引。

按：徐师将《外科正宗》卷二柴胡清肝汤中白芍改为赤芍，以清热凉血；加用龙胆草清热燥湿，泻肝胆火。

穿粉散：搽小儿旋耳疮。炙炮穿山甲、轻粉、铅粉、黄丹各 12g，香油 18g。上药研细，用香油调搽。

按：穿粉散同《医宗金鉴》卷六十五。

加味栀子清肝汤：治耳痔、耳疮、耳鸣，系肝气上升，初起耳中生物，努出耳外。当归、川芎、白芍、栀子、柴胡、炒牛蒡子、甘草、石膏各 9g，黄芩、黄连各 3g，不用引。外搽硇砂散：雄黄、轻粉各 9g，硇砂 3g，冰片 1.5g。研细，用清凉水调稠，搽患处。

生麦散：治肾火上升，耳中流鲜血。生地黄、麦冬各15g，不用引。外搽神塞丸：白矾、沉香各1.5g，麝香0.6g，糯米50粒，研极细，面糊为丸，纱布裹塞，左耳出血塞右耳，右耳出血塞左耳。

黄连解毒汤：治肾火上攻，耳窍生疔，如锥刺痛，腮脑红肿，破流血水。黄连、黄芩、黄柏、栀子各9g，水煎服。外搽蟾酥丸，末水滴入耳中。

龙胆泻肝汤：治肝火上攻，耳内生疖，疼痛肉肿，破流黑脓，腐臭。外搽生肌玉红膏。

丹蒲四物汤：治心脾俱热，血湿上升，耳痛，红肿溃流脓，名叫"耳震"。初搽败酱草自煎汁，入耳内，待脓化尽换搽滴耳油。当归、川芎、生地黄、杭白芍各15g，粉丹9g，菖蒲4.5g，水煎服。

柴胡清肝汤：治耳震，溃清脓、白脓俱效。

六、针灸治疗

（一）大小肠病

小肠疼痛：中脘、章门、三阴交、承山、天枢。

胃溃疡出血：上脘、脾俞、申脉、阴陵泉、胃俞、中脘。

诸虫腹痛：京门、章门、天枢、肝俞、脾俞。

小便闭结：石门、中极、中脘、三焦、关元、肾俞。

遗精白浊：命门、关元、心俞、肾俞、三阴交、白环俞。

七种疝气：天枢、腰眼、风市、大敦、肾俞、关元。

五般淋症：天枢、关元、三阴交、委中、大敦、中脘。

红白痢疾：天枢、章门、关元、肾俞。

（二）风湿病

肩臂疼痛：肩井、肩髃、风门、大椎、曲池。

两臂疼痛：肩井、肩髃、膏肓。

胸臂急痛：肩井（泻）。

两手疼痛：合谷、曲池、神门、通里、商阳。

足臂疼痛：丘墟、解溪、商丘。

筋骨疼痛：肝俞、承山、昆仑、环跳、足临泣。

手胫无力：腕骨、阳谷、曲池、支沟。

周身麻木：环跳、足三里、百会、曲池、合谷、肩髃。

行步艰难：中封、太冲、足三里、阳辅、三阴交、委中。

两脚疼痛：足三里、昆仑、阳陵泉、委中、阿是穴、公孙。

腰部疼痛：命门、白环俞、肾俞、八髎、志室、承山。

腰脊疼痛：委中、腰眼、足三里、中髎、肾俞、白环俞、太溪、阳陵泉。

（三）胁痛

肋膜炎痛：大陵、京门、支沟、行间、章门、期门、中府、肝俞。

胸胁俱痛：期门、京门、内关、外关、阿是穴。

（四）虚劳

神经衰弱：神门、心俞、天枢、关元、列缺、足三里、三阴交。

诸虚眩晕：中脘、足三里、承山、内庭、曲池、合谷、三阴交、阳陵泉。

（五）疟疾

诸般疟疾：大椎、后溪、灸内踝。

风湿病：百会、环跳、风池、膏肓、阿是穴、三阴交。

上肢风湿肌痛：手三里、支沟、曲池。

下肢风湿肌痛：足三里、承扶、昆仑、承山、环跳、阳辅。

手臂麻木：肩髃、曲池、外关、合谷、列缺、阿是穴。

两足麻木：阳辅、阳交、绝骨、昆仑、足三里、环跳。

急惊风：百会、印堂、人中、中冲、太冲、大敦、尺泽。

慢惊风：百会、上星、人中、脾俞、大敦、列缺。

（六）癫痫

五般痫症：鸠尾、神庭、后溪、公孙、神门、人中、身柱、中脘、百会。

心邪癫狂：鸠尾、膏肓、风池、神庭、神门、百会、中脘、曲池、冲阳。

矢志呆痴：神门、少商、涌泉、心俞、百会、承浆。

（七）怔忡

惊悸怔忡：神门、足三里、中脘、合谷、阳交、阳溪。

（八）头项强痛

偏头风痛：列缺、头维、风池、率角、丝竹空。

头项强痛：风池、天柱、风门、风府、列缺、哑门。

（九）失眠

心肾不交失眠：合谷、涌泉、照海。

肾不纳气，喘急失眠：璇玑、天突、气海。

哮喘失眠：天突、璇玑、鸠尾。

（十）咳嗽

伤风咳嗽：肺俞、膏肓、丰隆。

风寒咳嗽：肺俞、鸠尾、膏肓。

风热肺炎：肺俞、尺泽、涌泉。

肺结核：尺泽、涌泉。

百日咳嗽：合谷、商丘、膏肓、缺盆、肺俞、肝俞。

（十一）中风

中风不语：中冲、人中、百会、鸠尾、足三里、合谷。

（十二）周身疼痛

诸般头痛：风池、风府、百会、头维、列缺。

腿脚红肿：昆仑、申脉、太溪。

腿股风痛：环跳、居髎、委中（刺血）。

腿脚无力：风市、阴中、足三里。

膝关肿痛：阴谷、阳陵泉、委中、阴陵泉。

寒湿脚气：足三里、三阴交、绝骨。

脚气浮肿：委中、阳陵泉、阴谷、承山。

脚痿难行：外关、公孙、太冲、内庭、阳辅。

瘛疭，头摇口噤，脊背反张，项强拘急，轻则艰难，身热足寒：膏肓、肩井、肩髃。

（十三）腹泻

水泻肠鸣：天枢、气海、水分、百会、大肠俞。

（十四）腹痛

急症奔豚疝气：气海、关元、大敦。

诸般腹疼痛：天枢、中脘、内关、大陵。

九种气痛：中脘、上脘、足三里。

两胁疼痛：膈俞、内关、窍阴、章门、丘墟。

胃脘疼痛：中脘、巨阙、足三里、胃俞、脾俞、肾俞、间使。

反胃恶心呕吐：天枢、中脘、气海、中魁。

恶心呕吐又方：委中、承山、内庭、公孙。

（十五）虚寒证

脾虚不食：腕骨、中脘。

阴虚盗汗：百劳、大椎。

头晕目眩：百会、上星、风池。

肾虚腰痛：命门、肾俞（浅刺 1.5mm，灸 10 分钟）。

肝虚目暗：肝俞（补）、足三里（泻）。

（十六）前阴病

阴门红肿：会阴、三阴交。

睾丸疼痛：天枢、关元、三阴交、复溜、照海。

热淋：肝俞、间使、气海、石门、关元。

膏淋：肾俞、脾俞、气海、石门、关元。

石淋：膈俞、肾俞、气海、石门、关元。注意：石门妇女不用。

诸般浊症：章门、气海、关元、中枢、肝俞、肾俞、小肠俞。

遗精滑精：志室、肾俞、命门、膏肓、关元、三阴交。

诸疝疼痛：大敦、气海、关元、外陵、三阴交、照海。

小便不通：关元、水道、膀胱俞、小肠俞、气海。

小腹胀痛：内庭（泻）、足临泣（泻）。

夜多小便：命门（针）、肾俞（灸）。

（十七）后阴病

痔疮流血：太白、命门、昆仑、十四椎旁各一寸。

气虚脱肛：百会、神阙、命门、长强、尾骶。

里急后重：二白（针一寸深，穴在手大陵直下四寸）。

诸痔疼痛：长强、承山。

坐骨疼痛：环跳、委中、阳陵泉。

大便不通：支沟、大肠俞、三阴交、大敦、太冲、行间。

（十八）难产

难产交骨不开：三阴交、合谷、太冲、至阴（右足）。

死胎不下：太冲、合谷、三阴交。

（十九）产后难病

胎衣不下：肩井（浅刺）、中极、三阴交、昆仑、公孙。

产后血晕：足三里、支沟、三阴交。

积瘀结块：足三里、曲泉、三阴交、气海、肝俞。

产后烦热：合谷、百劳、心俞、涌泉、曲池。

恶露不止：气海、关元、水分、三阴交。

子宫下脱：气海、大赫、三阴交、关元、子肠、足三里、中枢、归来、照海，三度加刺腰俞、膀胱俞、白环俞。

产后无乳（乳病）：膻中（浅刺 0.6mm）、少海。

乳痈疼痛：鱼际、少泽、委中、足三里。

乳岩肿痛：顶心、足部（隔蒜艾灸）。

乳肿初起：肩井、申脉、照海、足临泣。

（二十）月经失调

红崩：气海、丹田、中枢、关元，灸一百壮。

白带：气海、关元、中枢、百会、肾俞、命门、带脉、血海、三阴交。

经闭不行：中枢、照海、曲池、支沟、肾俞、腰俞。

经水不调：气海、中枢、肾俞、血海、三阴交、足临泣。

久不受孕：子宫（刺 2 寸深，灸 15 分钟）。

（二十一）舌病

舌边生疮：金津、玉液、合谷。

（二十二）目病

暴赤肿痛：睛明、鱼尾、太阳（刺血）。

血灌瞳人：太阳、少商出血（刺血），迎香。

两目晕花：头维（浅刺）。

烂弦风眼：大、小骨空（针灸合用）。

（二十三）口病

口臭难闻：大陵（泻）、人中（泻）。

言语失音：哑门（浅刺）。

口噤不开：颊车、承浆、合谷、人中、通里、少商。

（二十四）齿病

诸般牙痛：下关、颊车、合谷、列缺。

风热牙痛：承浆、风府（先泻后补）、二间。

（二十五）喉痛

喉蛾疼痛：风府、照海、足临泣、少商（刺血）。

喉痹疼痛：内庭、后溪、足临泣、少商（刺血）。

咽喉肿痛：合谷、少商、曲池、天突、商阳。

咽干口燥：尺泽、太渊、少商、商阳、大陵、二间。

（二十六）鼻病

清涕不止：迎香、上星。

鼻塞流涕：风门、迎香，风门（加灸）。

脑漏鼻脓：发际、百会、顶门（先泻后补）。

鼻塞不通：百会、风池、素髎、地仓。

鼻血不止：地仓、后溪、昆仑、少商（刺血）、内庭。

不闻香臭：素髎、迎香。

（二十七）耳病

耳心灌脓：翳风、听会、风池。

耳聋年久：翳风、听会、哑门、申脉。

理论研习

川派中医药名家系列丛书

徐俊先

一、对中医基础理论的认识

（一）相关概念

五脏：心、肝、脾、肺、肾叫五脏。

六腑：大肠、小肠、膀胱、胆、胃、三焦就叫六腑。

手三阳和足三阳：小大三系手三阳，膀胃胆系足三阳。

手三阴和足三阴：肺心络是手三阴，脾肾肝是足三阴。

十四经络：手足之三阴三阳叫"十二经络"，加任脉、督脉叫"十四经络"。

四海：脑为髓海，冲脉为血海，膻中为气海，胃为谷海。

先后天：两肾命门为先天，脾胃气血为后天。

丹田：丹田在脐下一寸八分，医家称作丹田，道家称作婴儿，佛家称作舍利子。

人身九宫八卦：头身膺喉为上天宫，离卦属火丙午；腰尻下为汁蛰宫，坎卦属水壬子；左胁为仓门宫，震卦属木己卯；右胁为仓果宫，兑卦属金辛酉；左手为阴络宫，巽卦属木戊辰；左足为天溜宫，艮卦属土戊寅；右手为去委宫，坤卦属土戊申；右足为新洛宫，乾卦属金戊戌；中央为招摇宫，五脏应中外，六腑膈下。

先天真火真水：命门为阳藏真火，叫元阳，又叫元气；两肾为阴藏真水，叫元阴。

（二）阴阳理论

阴阳论：天为阳，地为阴，乃天之阴阳；日为阳，月为阴，乃日月之阴阳；火为少阳，水为太阴，乃地之阴阳；十一月至四月为阳，五月至十月为阴，乃司天在泉之阴阳；昼为阳，夜为阴，乃昼夜之阴阳；男为阳，女为阴，乃男女之阴阳；腰上为阳，腰下为阴，乃身体上下之阴阳；背部为阳，腹部为阴，乃体内外之阴阳；皮肤为阳，筋骨为阴，乃体外之阴阳；六腑为阳，五脏为阴，乃体内之阴阳；气为阳，血为阴，乃病伏之阴阳；表证为阳，里证为阴，乃病伏之阴阳；实热为阳，虚寒为阴，乃病伏之阴阳；畏热为阳，畏寒为阴，乃病伏之阴阳；好动为阳，喜静为阴，乃病伏之阴阳；言多为阳，无语为阴，乃病伏之阴阳；少食为阳，多食为阴，乃病伏之阴阳；浮大实长洪紧数促动滑十脉为阳，沉细濡弱迟伏结虚短涩代散革十三脉为阴乃脉之阴阳；东南为阳，西北为阴，左为阳，右为阴，乃方向之阴阳；少为阳，老为阴，乃老少之阴阳；甘辛淡为阳，苦酸寒为阴，乃药物气味之阴阳；升散为阳，敛降为阴；阳盛则阴病，阴盛则阳病；阳虚则外寒，阴虚则内热；阳盛则实热，阴盛则内热。

（三）五行生克理论

阴阳变化：阴阳未判——气混茫，气含阴阳则有清浊，清则浮升，浊则沉降，自然之性也。升则为阳，降则为阴，阴阳异位，两仪分焉，清浊之间是为中气。中气者，阴阳升降之枢轴，所谓土，枢轴运动，清气左旋升而化火，浊气右旋降而化水。化火则热，化水则寒。方其半升未成火也，名之曰木，木之气温，升而不已，积温成热而化火矣；其半降未成水也，名之曰金，金之气凉降而不已，积凉成寒而化水矣。水、火、金、木是名四象，四象即阴阳之升降。阴阳，即中气之沉浮，分而名之则曰四象，合而言之，不过阴阳；分而言之则曰阴阳，合而言之不过中气所变化耳。四象轮旋，一年而周，阳升于岁半之前，阴降于岁半之后。阳为半升为春，金升则为夏；阴之半降则为秋，金降则为冬。春生夏长，木火之气也，故春温而夏热；秋收冬藏，金水之气也，故秋凉而冬寒。土无专位，寄旺于四季之月各十八日，而其令之时则在六月之间，土合四象，是为五行也。金木水火土就叫五行。五行相生：金生水，水生木，木生火，火生土，土生金。五行相克：金克木，木克土，土克水，水克火，火克金。五行的相生相克：相互资生、促进、助长为相生，相互制约、抑制、克服为相克，它们之间是彼此联系着的，没有相生便没有相克，没有相克便没有相生，也就没有实物的存在。在相生关系中，任何一"行"都具有生我、我生两个关系；在相克关系中，任何一"行"都具有克我、我克两方面关系，生克是不可分割的两个方面，没有生就没有事物的发生和成长，没有克就不能维持正常协调关系下的变化和发展。这种相反相成生克关系，说明五行之间的协调平衡是相对的（表1）。

表1　人与自然界之间的相互关系

自然界						五行	人体				
五味	五色	发展过程	气候	方位	季节		脏	腑	五官	形体	情志
酸	青	生	风	东	春	木	肝	胆	目	筋	怒
苦	赤	长	暑	南	夏	火	心	小肠	舌	脉	喜
甘	黄	化	湿	中	长夏	土	脾	胃	口	肉	思
辛	白	收	燥	西	秋	金	肺	大肠	鼻	皮毛	悲
咸	黑	藏	寒	北	冬	水	肾	膀胱	耳	骨	恐

（四）脏腑理论

1. 五脏受寒

心寒自汗，肝寒泪淋，脾寒流涎，肺寒鼻流清涕，肾寒唾嚏。

2. 五脏调和

心气通于舌，舌和就能尝五味；肺气通于鼻，鼻和就能闻香臭；肝气通于目，目和就能视五色；脾气通于口，口和就能别五谷；肾气通于耳，耳和就能听五音。这叫五脏五和。

3. 五脏五恶

心怕热，肺怕寒，肝怕风，脾怕湿，肾怕燥。

4. 五脏五藏

心藏神，肺藏魄，肝藏魂，脾藏意，肾藏志。

5. 五脏五主

心主噫，肺主咳，脾主吞，肝主语，肾主嚏。

6. 五脏所司

心主十二血脉，肝司血外主筋，肺司气外主皮毛，脾统血外主肌肉，肾司水外主骨髓。

7. 五脏生运升降

生于胃，输于脾，升于肺，降于心，储于肝，授于肾，营于各腑。

8. 五脏虚实

心神足则笑，虚则悲；肝血足则怒，虚则恐；脾肌足则行急，虚则倦怠；肺气足则气喘，虚则短息；肾精足则腹胀，虚则厥冷。

9. 五脏五并

精气并于肝则忧，并于心则喜，并于肺则悲，并于脾则畏，并于肾则恐。

10. 五脏四时

经风所触，系外感。东风生于春病，病在肝，输在颈项，多衄；南风生于夏，病在心，输在胸胁、心腹；西风生于秋，病在肺，输在肩背，多疟；北风生于冬，病在肾，输在腰股、四肢；中央为土，病在脾，输在脊。

11. 脏腑之府

肺合大肠，大肠为传导之府；心合小肠，小肠为受盛之府；肝合胆，胆为中精之府；脾合胃，胃为五谷之府；肾合膀胱，膀胱为津液之府。

12. 五脏所属脏腑及表里

肺与大肠属金，大肠为庚金、手阳明主表，肺为辛金、手太阴主里；肝与苦胆属木，胆为甲木、足少阳主表，肝为乙木、足厥阴主里；肾与膀胱，膀胱为壬水、足太阳主表，肾为癸水、足少阴主里；心与小肠属火，小肠为丙火、手太阳主表，心为丁火、为手少阴主里；脾胃属土，胃属戊土、为足阳明主表，脾属己土、为足太阴主里。

（五）中药四性五味理论

药物在临床具体应用时，要将四性与五味相结合。温热寒凉四性仅说明药物的阴和阳，只解决"寒者热之，热者寒之"的问题。四性五味相合，可以有规律地说明药物性能，它是药性理论的核心，服从于温热兴奋机体和寒凉降低机体的功能规律，再与归经结合起来。

1. 与辛味相结合

辛味药一般属芳香、挥发油类，具有疏散、宣通、行滞的性质，辛温散寒解表。辛温解表药及辛温祛暑药物多数具有兴奋皮肤血液循环的作用，故用于外感风寒或夏天阴暑所伤的恶寒无汗等表寒证。具有发散解表作用。米易县为干热河谷气候，忽寒忽热，四时感冒多出现此种情况，故用五积散加减驱除寒邪。若夹热加玄参、防风、牛蒡子清热解毒。平时使用五积散的方药：苍术、白芍各 15g，茯苓、桔梗、当归、法半夏各 12g，川芎、麻黄、桂枝、枳壳、白芷、陈皮各 9g，细辛 5g，甘草 8g，生姜、葱头各 9g 为引。夏天去麻黄，加薄荷 18g。若有表虚证，加生黄芪 20g 固表。

四性五味与辛凉的结合即辛凉或辛寒药物，一般具有抑制或降低机体病理性亢进的功能。辛凉疏散风热，如辛凉解表药，即清热药类和祛暑药类的部分辛凉药物。他们或有抑制病原作用，主要用于温病初起，邪在卫分，表现热重寒轻，或咽目肿痛、舌红、口渴、有汗或无汗、脉浮数等热象显著。

辛凉平肝，用菊花、桑叶、白蒺藜、蝉衣、僵蚕、蝎子等分别具有镇静、镇痉等作用。因肝阳上亢或风火上炎而表现出目赤肿痛、头晕急躁者，用拨云散治目赤、肿痛以疏散风热。

2. 与甘味相合

甘类药物具有补益和中、缓急止痛、缓和毒性等作用。甘味药物与温热药集合，即有甘温或甘热药物的一般作用。

甘温益气扶阳，药物包括补气、补阳药，有兴奋中枢、强心、改善营养、强健身体、促进造血机能的作用。凡气虚阳衰者均可用。

甘温填精益血，如紫河车、鹿胶、熟地黄、当归、何首乌、女贞子、阿胶、枸杞、桑椹、龙眼、黄精等。其生理作用也是多方面的，有益神、健脑的作用，凡精亏血少者均可用之。

甘温（平）和中健胃，如神曲、山楂、鸡内金、麦芽、谷草、大枣等，有促进消化、增进食欲的作用。因气滞、湿阻、脾虚者，视不同情况适当配伍应用。

甘温缓急止痛，如饴糖、甘草、蜂蜜，具有缓解胃肠痉挛性疼痛、抗溃疡等作用。用于胃溃疡，表现为中气不足，脾胃虚弱，脘腹隐痛等症。常用这些缓急止痛药配以温中补虚药治疗。如加味六君散治疗胃溃疡，方药：党参 30g，白术 30g，茯苓 20g，陈皮 20g，浙贝母 20g，乌贼骨 20g，甘草 15g。共为细末，每日饭前服用 10g 药粉，白开水送服，日服 2 次。体虚者，再佐以补中益气汤服用。

甘味与寒凉相合，即甘寒或甘凉药物。一般具有甘寒清热益阴润燥，包括多种滋阴药物，如生地黄、天冬、麦冬、石斛、百合、玉竹、旱莲草等，分别具有退热、镇咳等作用。这些滋阴药所治之症，即阴虚有热所表现的症状，如咽干、少津、便秘、怕热升火、烦躁、盗汗等。

甘寒润燥通便，如火麻仁、郁李仁、桃仁、柏子仁。如用当归 15g，肉苁蓉 15g，火麻仁 9g，郁李仁 9g，煎服通便。

3. 与苦味相合

苦温药物一般具有燥湿、祛痰作用，如苍术、厚朴、陈皮、法半夏、胆南星、枳实等。遇食积、湿阻、脘腹胀满、呕吐、舌苔厚腻、咳嗽痰多者，配合使用。

苦温祛风湿，通经络，疗痹痛。制川乌、制马钱子、牛膝、五加皮、千年健。

苦寒清热燥湿，如茵陈、大黄、萹蓄，具有清热燥湿、解热、泻下、利胆、利尿等作用。用治湿热证，如肠胃肝胆、泌尿系及皮肤感染性等病症。

苦寒泻火解毒，包括清热泻火、清热解毒药，如牛黄、犀牛角。此类药物尚有镇静止血等作用，用于高烧、疮肿、牙龈肿痛、咽喉肿痛等病症。

苦寒凉血、止血，如栀子、黄连、黄芩、大黄、牡丹皮、生地黄等，分别用于血热出血及血入营分的病症。如白茅根汤：炒栀子 12g，炒黄芩 12g，白茅根 30g，牛膝 12g，车前子 15g，治鼻衄。

苦寒通泄、泻下。苦寒的泻下药逐水、泻火，用于实热积滞便秘、实证水肿及胸腹积水。

苦寒潜降包括上述的大黄、栀子、龙胆草、牛黄及代赭石等，被认为具有降火、降逆气、潜肝阳作用，常用于上部火证、肝阳上亢、胃肺气逆、血热出血等。

4. 与酸涩味相合

酸涩味药物具有收敛、固涩作用。酸味化阴生津。

酸涩与温热相合，即酸温或涩温的药物，一般既具有兴奋胃肠功能、助阳益肾作用，又具有收敛固涩作用，如山茱萸、桑螵蛸、五味子、益智仁等。

酸涩味与寒凉（平）相合，既有抑制病原、镇咳、镇痛作用，又有收敛固涩作用，如诃子、罂粟壳、明矾、五倍子、椿根皮、金樱子、银杏等。

5. 与咸味相合

咸味与温味相结合，即咸温药物，具有补肾助阳功能，用于肾机能衰退的病症，如鹿茸、紫河车、蛤蚧、大芸（即肉苁蓉）、海马、海龙、海狗肾、九香虫等，方如参茸肉苁蓉丸、人参蛤蚧散。

咸味与寒凉（平）相合，即咸寒、咸凉、咸平的药物，具有：①咸寒入血以清心凉血，如犀牛角、羚羊角、玄参、大青叶、青黛、白薇等分别具有镇静、退热、止血、强心的作用。②咸寒（平）软坚散结药，如海藻、昆布、海蛤、瓦楞子、海浮石、玄参等，分别具有清热、抑制肿瘤的作用，常用于瘰疬、瘿瘤、睾丸肿瘤及其他肝火痰结的病症。

咸寒燥湿通便，药如芒硝内服，使燥屎软化，与大黄配伍对于泻热通便有协同作用。

6. 性味之间相合

辛甘与温热相合。前人认为"阳之动始于温""甘与辛合而生阳"，因此甘辛温热的药物或辛热与甘温药物配伍，就可以增加助阳补火作用，如人参与附子配伍、干姜与党参配伍、黄芪与附子配伍、肉桂与附子配伍、巴戟天与仙茅配伍。两项相加或多项相加，或协同，或制约，所以配伍是重要的。

辛苦与温热相合。辛苦性燥，因而辛苦温的药物或辛温与苦温的药物配伍，就有较好的行气燥湿祛痰作用，以消除气阻、湿阻所出现的纳呆、腹胀、吐泻、苔腻等症状。如用治寒湿阻中的平胃散、用治痰湿的二陈汤，均为辛苦温药配方。

辛温与苦寒相合，也取辛开苦降，辛温有较好促进胃肠功能，苦寒有较好的清热，故常用于寒热或湿热互结出现脘痛胀满、恶心、呕吐、大便泄泻、不思饮食、舌苔黄腻之症。如半夏与黄连黄芩配伍、生姜与黄连配伍、陈皮与黄连配伍等。

甘酸与温热相合。甘补酸敛，故甘酸温的药物或甘温药配伍酸温药，具有助阳益气、收敛固涩的双重作用，如山茱萸配人参、五味子等。

甘酸与寒凉相合。"甘酸化阴"，故甘酸寒药物或甘寒与酸寒药物配伍，就可以加强除热益阴生津作用，常用于温病日久伤阴劫液之症。

甘咸与温热相合。"甘归脾而补，咸入肾而润"，故甘咸温热药物或甘温配咸温的药物，就能加强助阳益气或补益精血作用，如人参配河车、人参配鹿茸、鹿胶配熟地黄等。

苦寒与寒凉相合。苦寒清热降火，咸寒凉血清心，故苦寒与咸寒药物配伍能加强清心、凉血、降火作用，常用于温病热入营血、血热毒盛的病症。如牛黄、犀角配伍大青叶、犀角配伍栀子、黄连与犀角配伍、犀角与生地黄配伍等。

二、对中医诊断的认识

（一）望触诊分六项

1. 望面色

五恶色：青为药草死，黑为烟煤死，白为枯骨死，黄为枳实死，赤为虾血死；五善色：青为翠羽者生，黑为乌羽者生，白为豕膏者生，黄为蟹腹者生，赤为鸡冠者生。面色青滞，热邪在里；面色深红，热邪心包络；色青有垢，肝热生风；色黄暗淡，脾不化湿；白中带青，气血不足；两颧淡红，营血不足。

肝青主病色，青而黑多寒痛，青而白主虚风，青而赤主肝火，青赤晦主郁火，面唇俱青是阴极，脾病见青多难治。

2. 望神

迟钝为虚寒，炯炯有神为实热。

3. 闻鼻气

虚寒：呼吸气冷不臭，缓慢，鼻孔不燥，及流清涕；实热：呼吸气热，而且急促，鼻孔干燥，或黑或扇张，亦有臭味，鼻黑似烟煤。

4. 望口唇

寒：口张目闭，呼吸气冷不臭，唇虽破但流淡血水，不枯焦；实热：口闭目张，呼吸气急，口臭，唇焦色紫。

5. 验齿龈

白如枯骨者，难治。肾水衰竭，齿焦无垢；肾水枯，胃气里消难治。齿垢如灰糕样，肾胃俱竭，津气双亡，难治。齿垢，热邪蒸腾，浊气上升无竭；齿焦有垢，热盛伤阴，胃气已竭。龈色紫如平淡，阳明热盛；龈为酱色，肾阴衰竭，虚火上炎。龈缝出血，不痛，肾火上炎为虚；龈缝出血，疼痛，是实火胃火上升。

6. 触诊

虚寒：身热不扬，或潮热自汗，但皮肤不蒸手，手足心俱热；实热：内里急痛，四肢冷，胸腹热，皮肌蒸手，久按蒸蒸愈热。

（二）舌苔七色看

白、黄、灰、黑四色主下列三种症状：四色苔薄润，病浅主表，主虚寒；四色苔厚燥，病深主里，主实热；四色舌苔黏腻，湿郁中焦，脾不化湿。

1. 白苔

苔薄白而滑润，或舌质正常，主风寒在表；苔薄白微燥，舌边、舌尖较红，主风热在表；苔薄白而干，表邪未解，津液已伤；苔厚白有黏腻，湿邪内阻中焦；苔厚如积粉，热湿夹秽郁伏，春温、湿温等病多现此苔色；苔厚白而燥，湿邪未化，津气已伤；苔白厚腻而见绛底，湿热内郁，热伏湿遏。

2. 黄苔

黄苔润为阳虚，薄微燥，邪初入气分，未伤津；黄苔薄燥，热盛伤津，马兜铃汤主之；苔黄白相兼，邪入气分，尚未尽解，补中汤主之；黄苔腻浊，湿热郁蒸；苔厚老黄干燥，及焦起刺，及有裂纹，热结胃腑，津液已伤。

3. 灰苔

比灰苔稍淡，干燥起刺，热盛胃实；苔有黏腻，温热夹湿痰。

4. 黑苔

凡见此苔，邪深病重。黑苔在舌中，苔薄不多，舌边正常润滑，属阴虚，内补黄芪汤、六味地黄汤主之；黑苔焦厚起刺，胃腑热结，肾阴衰竭，津液已伤；黑苔厚现黏腻，温热夹痰，郁伏中焦；黑苔薄而燥，热劫真阴，阴虚燥实。

5. 红舌

正常的本色，全舌红活，浓淡均匀，则为无病。红色鲜红，热初入营；舌红中生红点，及裂纹，热毒极盛；舌尖红赤，心火亢盛；舌质嫩红，望之似润，扪之却干，津液枯竭，为镜面舌；舌淡红而干，胃津已伤，气不化液。

6. 绛舌

深红色，叫绛色，邪较黑色更深，为心包络营血热盛之证。绛覆黄苔，热邪虽入营血，而气分之邪未尽；绛覆霉苔垢，及黏腻，热在营血，夹有秽浊之气；绛而鲜泽，热在心包络营分；绛而干燥，营血热甚，营阴受损，生麦饮主之；绛而光亮如镜，胃阴衰亡，八仙汤主之；绛而枯萎，肾阴衰竭，肾气丸、龟鹿二仙胶主之。

7. 紫舌

比绛舌更深，叫紫舌。紫舌共分以下三种：焦紫起刺，如杨梅果状，热极毒盛；舌紫色为猪肝，肝肾阴竭；紫而瘀暗，扪之潮润，热极夹宿痰。

（三）四症现五脏绝

有四症伴猝然晕倒欲死：中风不言语；中恶不出声；中毒致闷乱（化毒散——治中虫蛇毒气，腹大气喘，红肿燥裂，便结溺赤。银花90g，甘草15g，白矾12g，白芷9g，水煎服）；中疾心痛欲暴亡。

肾绝——遗尿；肝绝——手撒；脾绝——水不下咽；胃绝——舌镜；心绝——无声循衣；肺绝——鼻孔虚张，气出不还。

（四）五脏气血虚证

气虚：短气自汗，无人独语，言不接续。

血虚：肌肤干涩，筋脉俱挛，日轻夜重口渴。

心虚：恍惚多悲，五心烦热，神志昏迷，失眠梦多，胸腹俱大，胁下与腰相引作痛。

肝虚：视物不明，耳聋恐惧，筋挛阴缩。

脾虚：口淡少食，四肢困倦，面黄常忧。

肺虚：少气息微，耳聋咽干，皮毛燥涩。

肾虚：骨蒸劳热，干咳少痰，头晕眼黑，胸中急痛，五更泄泻，腹胀，腰脊疼痛。

命门火虚：身热畏寒，头汗不止，腰酸膝冷，小便频数，阳痿早泄，腹痛连腰。

（五）八纲十目

1. 八纲

表、里、阴、阳、寒、热、虚、实叫八纲。

（1）表证症状：头身俱痛，脉浮自汗，或者汗出恶风，口渴或不渴。

（2）里证症状：无头身痛，腹痛便结，口渴或不渴，脉浮，小便癃闭，石瘕、癥瘕，或实而不满，畏按，舌苔黄白或厚或燥。

（3）阴证症状：脉濡细，脉虚，独语，郑声。郑声是言语时断时续，好静欲眠，夜热盗汗，骨蒸劳热，夜重昼轻，舌苔黑滑，或舌嫩无苔，日入恶寒颌酸，朝轻暮重。

（4）阳证症状：脉长或大或数有力，舌苔干燥，缺乏津液，苔黄厚灰厚，渴欲饮冷，日重夜轻，声高作喘，好动壮热，或汗出消渴，或鼻塞咳嗽，鼻干不眠。

（5）寒证症状：恶寒不恶热，全身疼痛，咳嗽鼻凉，寒战脉紧，软舌无苔，面青肢厥，呕吐恶心，腹泻绿水，或尿有风泡，小便清长不渴，或渴饮热，脘腹疼痛，或身大热反欲近衣者，筋骨疼痛，四肢麻木，迟脉、紧脉，舌苔滑，溢血色黑有块。

（6）热证症状：脉数或实或促，有力为实热，无力为虚热，舌苔黄燥及镜面，灰燥有芒刺裂纹为实，无论舌苔何色，滑润存津，不燥为虚寒。无汗出，或自汗出，身大寒，反不欲近衣者，手背热盛手心，背部热盛腹部。手掌扪之，初按似手热，久按蒸手，谵语謇舌，狂言怒骂，登高而歌，弃衣而走，手足指趾不时振动，阵发惊呼，大渴饮冷，口鼻血溢，大便不通，面青滞，或面色红赤，牙龈俱枯，两目炯炯有神，呼吸气粗，且有臭气，皆为实热。虚热手心盛于手背，腹部热盛背部，往来寒热，或汗出恶风，呼吸气短，且无臭味，声低语微，先重后轻，腹痛喜按，渴欲热饮，大便溏而微闭，面色青不黄，两颧鲜艳，或淡红，唇破流血。

（7）虚证症状：脉浮细或沉细无力，舌软，舌嫩，舌瘤，舌痿，唇色鲜红，或淡红，或黑不焦，目珠散大，或瞳仁枯小，失去光彩，闭目口张，短气虚烦，言不续接，畏寒发热，自汗盗汗，四肢困倦，失眠梦多，怔忡健忘，胃纳不佳，膈腹满而不实，午后愈胀，喜静畏繁，渴欲饮热，面青面黄白俱无光彩，肌瘠好卧，心中憺憺，咳嗽夜重，痰吐不出，上吐下泻，头晕耳聩，言语错乱。

（8）实证症状：实脉，面赤，言语清亮，或壮热气粗，全身疼痛，腹痛俱按，实而不满，或二便闭结，渴喜冷饮，血溢妄行，发狂见鬼，目肿刺痛，痈疽疮毒，红肿焮痛，胀舌塞舌，唇紫焦烂，唇疔红肿。

2. 八纲治疗原则

（1）表证宜散。在气分宜辛温解表，如参苏饮、五积散、再造散主之；血分宜清凉解表，如银翘散、白虎汤、四顺清凉饮主之。

（2）里证宜下。在上焦，小承气汤、枳术散主之；中焦，调胃承气汤、黄龙汤主之；下焦，桃仁承气汤、大承气汤主之；三焦，六一顺气散主之；肾厥舌焦裂纹无苔，知柏地黄汤主之。

（3）阴证宜滋。虚火上炎，唇破口舌生疮，宜滋阴降火，知柏地黄汤、知柏四物汤、天王补心丹等类主之；白喉宜滋阴解毒，加味养阴清肺汤主之。

（4）阳证宜清泻。白喉宜清凉解毒，加减芩连汤；表里相兼，防风通圣散主之；鼻不通，口鼻干燥，黄芩清肺饮主之；疽疮痈症、蚕疮，内消散、二妙散主之。

（5）寒证宜温。表寒，辛温解表，五积散、再造散、补中汤、黄芪建中汤、真武汤、六君子汤主之；里寒，温中汤、理中汤、逐寒汤、神应异功散、丁桂散、益元温经汤主之。

（6）热证宜凉。表实热，白虎汤、仙藤汤、防风通圣散、内疏黄连汤主之；里实热，黄连解毒汤、三黄汤、芍药汤、清凉饮、槐花散主之。

（7）虚证宜补。血虚四物汤主之；气虚四君子汤主之；脾虚理中汤主之；肺虚补肺散、八珍汤、人参养营汤主之；肾阴虚，地黄汤、右归丸主之；肾阳虚，桂附地黄汤、温经汤、左归丸主之；心虚，朱砂安神丸、柏子养心丸主之；心脾两虚，归脾汤主之；肝肾俱虚，地黄饮子主之。

（8）实证宜攻。宿食不消，山当归（本地一种药材，又名"膈山消"）生服，而食山楂、面食、麦芽；血块血胞血条在膈肌，血府逐瘀汤、红花散主之；脐中、中脘，膈下逐瘀汤、加味失笑散主之；小腹，少腹逐瘀汤、莪术散主之；蓄血腹胀，大便不通，大成汤主之；腠理瘀凝，通窍活血汤主之；跌仆损伤兼受风寒，少林跌打仙方加二陈汤主之；有寒实证加麻黄，有风加桂枝、羌活、防风，头顶实证加藁本，前额实证加白芷、蔓荆子，手实证加桂枝，足实证加牛膝，胁膈实证加桔梗、白芍，背实证加羌活，腰实证加杜仲，随证加减调服。

3. 十目

夹杂性，表寒里热，表热里寒，表实里虚，表虚里实；单纯性，表里俱虚，表里俱实，表里俱寒，表里俱热，以上叫十目。

（六）对"真热假寒、真寒假热"的认识

1. 真热假寒

此证寒在皮肤，热在骨髓。

面色：面部表皮虽冷，面色青滞，但两目炯炯有神。

口鼻气：呼吸气必热，而且急促，或有臭气。

舌形：舌虽白而质燥，尖薄根厚，或黄而疏松及润而齿枯。

脉象：脉虽细兼急数有力。

按胸腹：四肢虽冷，胸腹必热，久按蒸，愈热。

2. 真寒假热

此证热在皮肤，寒在骨髓。

面色：两颧色红，界限分明，红处虽鲜艳，而不红处就白中带青。

口鼻气：呼吸气冷，并不急促，亦无臭味。

舌形：舌虽干但质淡，或红而滑润。

脉象：脉虽浮数，按之则无力。

按胸腹：初按似热，按之不蒸手，久按为平人。

（七）扁鹊华佗察声色秘诀

1. 诊断五脏六腑气绝证候

肝绝：面青伏眼，目视不明，汗出如水粒不止，八日死；胆绝：眉毛下倾，七日死；心绝：肩息回视，循衣谵语者，一日死；筋绝：手足爪甲俱青，呼骂不休，八日死；小肠绝：发直如干麻，不得屈伸，自汗不止，六日死；大肠绝：泄泻不觉，出时无度，利绝必死；脾绝：口冷足肿，腹热痞胀，泄利不觉，出时无度，五日至十一日死；胃绝：脊痛腰重，不可反复，五日至八日死；肉绝：唇舌皆肿，大便赤泄，小便溺血，六日死；肺绝：鼻口虚张，短气气出不收，三日死；

肾绝：面黑目黄，腰痛如拆，齿枯汗出不止，四日死；骨绝：牙齿黄落，脉浮无根，十日死。

2. 五官气绝证候

面青如药草死；面青目黄五日死；面黄目白者死；面白如枯骨者死；面赤目青者死；面青目白者死；面赤目白者死；面白目黑者死；面黄目黑者死；面黑目青者死；面赤目黄者死；面黑唇青者死；面肿唇黄者死；面黄目青者死；面无精色，不受饮者，四日死；面黑两胁下满，不能自转者死；面黑目直视、恶风者死；面青唇黑者死；面苍黑卒肿者死；面肿，营液竭绝者死；面黑目白者，八日死；平人：黑色出于额上，发际下，鼻脊两颧上，五日死；病人：黑色及白色起入目，及口鼻，三日死；面青欲眠，目视不见人，汗出如粒，为水不止，二日死；耳目口鼻有黑色起入于口者死；病人气味如尸臭者死；目无精光，牙齿黑着死；目不回，直视肩息者死；目眶下陷，阴阳竭绝者死。唇证：唇青，人中反者死；唇及人中满者死；唇黄、面肿者死；唇肿、舌焦者死；唇舌皆肿，溺血，大便赤泄者死。

口证：唇口忽干者不治；口张三日死；鱼口不能复闭，气出不返，口张气出不收死；口张、脚肿、脉绝者死；口冷脚肿，腹热膨胀，泄利不觉者死。

发眉证：发直者，十五日死；发为干麻，不能屈伸者死；发与眉俱冲起者死。

齿证：齿黄落者，十日死；齿忽变黑者，十三日死。

爪甲证：手足指甲青者、手足指甲白者死；指甲下肉黑者八日死。

（八）脏腑病证

脏腑是内脏的总称，中医学有关脏腑的理论，称为藏象学说，是中医理论的重要组成部分。主要内容有两个部分：一是脏腑的生理和病理；二是脏腑、组织、官窍之间的关系。

1. 脏腑生理

五脏，包括心、肝、脾、肺、肾；六腑包括胃、胆、大肠、小肠、膀胱、三焦。此外，还有脑、脊髓、骨、脉、胆、女子胞等外形似腑，功能类似脏，名为奇恒之腑。这些脏腑各有不同的生理作用，简单归纳如下表（表2- 表7）：

表 2　肝脏虚实证候鉴别表

	肝虚证	肝实证			
	肝阴虚	肝气郁结	肝火上炎	肝阳妄动	寒凝肝脉
病机	肾阴亏虚，肝失濡养	肝气横逆，气机不畅，疏泄失权	气郁化火，肝火上炎	血随气升，横逆络道	寒邪侵袭，厥阴肝经之血分凝于脉络
头痛	绵绵不止	两侧胀痛	额热头痛痛似刀劈	头项抽掣疼痛	颧额微胀痛
眩晕	头晕目眩不欲视人	抑郁易怒	躁怒狂妄不避亲疏	口眼歪斜言语謇涩甚则不省人事	畏寒卷缩
胁痛	胁肋疼痛隐约不快	胁痛气郁流窜作痛	心烦气痛灼热㶷痛	无	腹痛引胁服热可减
耳鸣	逐渐而起鸣声低微按之可减	无	晕眩耳鸣如潮按之不减	头晕目眩行走飘浮	无
眼症	两目干涩入夜失明	无	目赤暴痛甚则红肿	邪视不正	无

表 3　肝脏证候鉴别简治表

证别	肝虚证	肝实证			
	肝阴虚	肝气郁结	肝火上炎	肝阳妄动	寒凝肝脉
胸动筋挛拘急	肢体胸动手足发抖筋挛拘急	嗳气吞酸	呕吐黄水	呕吐痰涎	小便清长睾丸不隆阴囊收缩

续表

证别	肝虚证	肝实证			
	肝阴虚	肝气郁结	肝火上炎	肝阳妄动	寒凝肝脉
麻木	肢体麻木 按摩转舒	大便闭 小便赤 或泄泻	手足筋挛 手背红肿 大便结 小便赤 甚者二便俱闭	可见遗尿	
舌苔	质红嫩无苔	苔薄白	舌苔黄燥及紫绛	歪舌 舌颤	舌淡白 或无苔滑润
脉象	弦细	弦	弦数	弦劲有力	弦迟
治法	柔肝养阴	疏肝理气	泻肝清热	平肝息风	温经暖肝
方剂	大补阴丸 补肝散	柴胡清肝汤	龙胆泻肝汤	羚羊钩藤汤	暖肝散

表 4　心脏证候鉴别简治表

	虚证		实证		
	心阳虚	心阴虚	痰火	饮邪	瘀血
病机	心气不足	心血不足	痰火内扰 蒙闭心窍	饮邪阻塞 心阳	瘀血阻塞经络
神志	畏寒怕动 形怯气倦 面色虚浮	情志敏锐 多疑	神志痴呆 言语失伦 甚则谵语 如狂	畏寒背冷 肢体瞤动 甚则呕吐	痛苦难安 手足爪甲青紫
心悸	虚空而悸	烦闷心悸	烦闷心悸	烦闷心悸 喘息	悸惕心痛 时痛时止
睡眠	嗜睡	梦多寐少	不眠 梦多 甚则烦躁	喘息难卧	疼痛难卧

续表

	虚证		实证		
	心阳虚	心阴虚	痰火	饮邪	瘀血
汗液	自汗	盗汗	无汗	无汗	痛时出汗
舌苔	淡白滑润	舌质红嫩无苔	黄燥	舌苔白腻厚	暗红兼有紫斑
脉	虚脉	细脉	滑数	沉紧或小滑	涩脉
方剂	养心汤加减四逆汤	朱砂安神丸天王补心丹	青礞滚痰丸	胃苓汤	血府逐瘀汤
治法	补心气益心血	滋养心血	清心涤痰	温化饮邪	活血逐瘀

表5　脾脏证候鉴别简治表

	虚证		实证	
	脾阴亏虚	中气不足	寒湿困脾	湿热
病机	脾机失畅，运化无权	中气下陷	寒湿内遏，脾失运化	湿热内蕴，湿热交阻，胆汁外溢
主要症状	脘冷腹胀食入运迟喜热饮大便溏溲清利少食懒言	言语气短神倦乏力胃纳不佳便频脱肛子宫脱坠	脘腹饱胀饮食不香大便泄泻小便短少口甜而黏身重体困	黄疸便溏小便色赤不利不少食脘胁痛皮肤发痒
舌苔	薄白滑润	薄白滑润	舌苔白腻厚	黄燥
脉象	濡弱	濡缓	滑紧	弦数
肿			甚则浮肿	
治法	温运脾阳	升阳益气	运脾化湿	清泻湿热
方剂	加味理中汤六君子汤	补中汤八珍汤	胃苓汤附子六物汤	茵陈蒿汤大黄栀子汤

表6　肺脏证候鉴别简治表

证别	肺虚证		肺实证		
	肺气不足	阴虚肺燥	邪热乘肺	风寒束肺	浊痰阻肺
病机	劳伤过度 久咳伤气 久卧伤气	肺劳燥邪伤肺，热灼肺阴	寒极化热 风热内炽	寒邪内遏 肺失清肃	水饮痰浊，内聚阻塞肺络
咳嗽	咳嗽气短 形寒体怯	咳呛气逆 痰少而黏 咳吐不利	咳声洪亮 痰稠色黄	咳声重浊 频咳而剧 痰少而稀	咳声不扬 稠痰量多
气息	动则气喘	烦闷气微促	鼻扇气粗 气息觉热	鼻阻气急	气壅声难卧
胸痛	无胸痛	胸胁隐痛 时有刺痛	胸膈隐痛 咳时牵引胸背痛	咳时胸中微痛	胸闷作痛 两胁支满
咯血	咳吐稀痰或痰中带有少量血丝	痰中带有少量血丝，但血量不多	咳吐浓痰及咯血、吐血	无脓痰	无脓血
寒热	恶寒自汗 四肢厥冷	潮热盗汗	发热面赤渴欲饮冷	恶寒无汗 四肢厥冷	无明显寒热
咽喉	无喉痛 有咽痒	咽干喉痒喉痛	咽喉干燥 甚则喉肿	喉痒	喉中痰鸣
舌苔	淡白滑润	舌质红润无苔	舌苔黄燥 红赤	正常或薄白、滑润	舌腻黄厚
脉象	细濡	细数	数滑	浮紧	滑
治法	补益肺气	滋阴润肺	泻肺清热	发散风寒 温化痰饮	泻肺涤痰
方剂	阿胶补肺散 六君五味子汤	百合固金汤 长寿丸	栀子仁汤 宁肺桔梗汤 玄参清肺饮	定喘汤 小青龙汤 麻黄汤 参苏饮	葶苈大枣泻肺汤

表 7   肾脏证候鉴别简治表

	肾阳虚			肾阴虚		
证别	肾气不固	肾不纳气	肾阳不振	肾虚水泛	肾阴亏虚	阴虚火旺
病机	肾气亏虚，封藏固涩失权	气不归元，肾失纳气之能	下元亏虚，命门火衰	肾阳虚衰，水邪泛滥	劳伤久病，肾阴耗损	肾阴亏虚，虚火浮越
形态	面色淡白	面色淡白	面色淡白	面色淡黑	时红时白	颧红唇破唇赤
精神	神倦乏力骨弱痿软听力减退	咳逆难安咳嗽乏力动则尤甚甚则痰鸣咳而汗出	形寒倦怠少腹虚脱	全身浮肿下肢尤甚少气懒言	头晕耳鸣健忘失眠	虚烦不寐盗汗潮热
腰脊	腰痛酸软	无腰痛	腰腿酸软	腰腹胀满	腰痛酸软	腰脊酸痛
咳喘	无	咳嗽作喘	无	咳吐痰沫，日轻夜重	无	咽干呛咳
遗精	滑精早泄，白带量多	无	阳痿	无	夜梦遗精，五心烦热	阳兴梦遗
二便	尿后余漏	咳时尿出	小便频数	泄泻、腹胀、小便短赤	二便正常	便黄、便闭
舌苔	淡白滑润	淡白滑润	淡白滑润	淡白滑润	舌质红无苔，质黑滑润	舌红无苔，甚则黑燥
脉象	弱、微	细，微滑	虚，革	沉、滑	细	细数
治法	固涩肾气	温补肾阳，纳气补肾	温阳化水，温补肾阳	温阳化水	滋养肾阴	滋阴降火
方剂	固真饮	人参胡桃汤	右归丸	真武汤	六味地黄汤	知柏地黄丸

2. 六腑病证鉴别

（1）小肠

小肠虚寒：舌苔薄白，脉象细迟，脐腹隐痛，喜按喜热，肠鸣、便溏，小便频数不爽。宜温通小肠，吴茱萸汤治疗。

小肠实热：舌苔黄燥，脉数，脐腹胀痛，畏按、心烦口糜，耳聋咽干，阴茎窍孔、阴道、尿道疼痛，小便迟涩。宜清利湿热，导赤散治疗。

小肠气痛：小腹急痛连腰背，下至睾丸，肢体冷，脉沉弦，舌淡白。宜行气散结，用导滞汤、天台乌药散治疗。

（2）胃

胃寒：胃脘胀痛，绵绵不止，喜热喜按，呕吐清水，迟脉，舌苔白滑。宜温胃散寒，用高良姜汤、附子理中汤治疗。

胃热：渴欲饮冷，消谷善饥，呕吐嘈杂，食入即吐，口臭，龈肉腐烂，龈缝出血，龈肉红肿，舌苔黄燥，数脉。宜清胃泄热，用清胃散、白虎汤治疗。

胃虚：胃脘痞满，食入不化，时作嗳气，四肢乏力、大便稀溏，舌质正常。宜益气温中，用建中汤加减、四君子汤。

胃实：食积胃脘，脘胁胀痛，口臭嗳腐，上吐下泻，粪色白溏，微发寒热，滑脉，舌苔黄或舌无苔。宜消导化滞，用保和汤。

（3）大肠

大肠寒：腹痛肠鸣，大便泄泻，小便清利，脉细缓，舌苔白滑，宜散寒止泻，用胃苓散、加味附子理中汤。

大肠热：口臭，唇焦，大便闭结，粪气腐臭，肛门灼热肿痛，小便短赤，舌燥脉数。宜清热泻结，凉膈饮主之。若湿热并见，赤白痢疾，里急后重，腹痛不通，泻脓血，身体乏力，发热口干，舌苔腻黄燥，脉数或滑者。宜清利湿热，用芍药汤、白头翁汤、甘草汤治之。

大肠虚：久泻不止，肛门脱出，四肢厥冷，面色㿠白，脉微，舌苔滑。宜厚肠固摄，用真人养脏汤治之。

大肠实：腹痛拒按，大便不通，腹胀，实而不满，发热呕逆，脉沉实，舌苔黄燥。宜清热导滞，用承气汤治之。

（4）膀胱

膀胱虚寒：小便频数，淋沥不尽，睡后遗尿，舌苔滑，脉虚或细。宜固摄肾气，用桂附地黄汤、桑螵蛸散主之。

膀胱实热：患者癃闭，小腹胀痛，口渴发热，阴茎窍孔及阴道疼痛，下疳，阴茎阴□（注：原稿不能辨识）红肿，舌苔黄，脉数或弦。宜清热利湿，用八正散、五苓散、龙胆泻肝汤、五淋散主之。

（5）胆

胆实：患者胸胁灼痛，呕吐苦水，头晕耳聋，躁怒发热，口苦咽干，小便短赤，上脘剧痛，十二肋下逐级增大有块，痛时满床翻滚，牵引右臂疼痛，筋挛或手背浮肿灼痛。宜泻胆清热，理肝导滞。用龙胆泻肝汤、理肝导滞汤、柴胡清肝汤主之。

胆虚：患者头晕欲仆，易惊少寐，视物模糊，脉弦细，苔薄白。宜养心安神，用酸枣仁汤主之。

学术传承

川派中医药名家系列丛书

徐俊先

徐可基（中医师）

徐可基（1942—　　），四川米易县人。中医医师，米易县卫生局退休干部，徐俊先先生大儿子和学术继承人，1980—1982 年在原成都中医学院进修学习。1972 年，徐可基 33 岁时，独自深入米易白坡山、龙肘山采集中草药制标本 157 种，代表米易县到当时的西昌地区参展，受到专家的好评；1977—1979 年被选派成为第三批四川省赴藏医疗队成员，到西藏昌都地区八宿县工作，不仅为当地培养中医药人才，而且还经常深入牧区为牧民治病，因成绩突出，在西藏昌都地区八宿县及四川省荣获"赴藏医疗大队先进工作者"称号。

1958 年初中毕业后即跟随父亲学习中医药，白天在医院上班司药，休息时间看书学习，听父亲讲授中医药知识，学习中医药基础，如《脉学》《药性歌诀四百味》《本草纲目》《本草拾遗》《汤头歌诀》等。上山认识中草药标本，并采集一些相关鲜药进行加工炮制，按照处方的要求对中药进行炮制（炙），如选择漂洗、蒸、煮、炒（清炒、麸炒、炒爆、加辅料炒如酒、醋、盐、蜜炙、姜汁等）来改变药物的归经走向、升降或药物的毒副作用，从而提高药物的安全性和有效性，保障医生治疗的有效性，减少病人经济负担。3 年学习期满，经县卫生局组织考试合格出师，在实际医疗中配合父亲施治病人，得出相应的临床经验。比如：醋制玄胡、乳香、没药的止痛效果可提高 4～5 倍；饱和石灰水制川草乌用于风湿疼痛、痒症效果好，减少毒副作用达到用药安全；使用参茸地黄汤加减治疗小儿脑水肿效果甚佳等。

在父亲的指导下，徐可基掌握了药物的四气、五味、升降浮沉和治疗过程中汗、吐、泻、温、补、消的基本方法，在施治中既能做到有的放矢，又能少走弯路，比如利用桔梗的提升优势，在治疗妇人的子宫脱垂和脱肛患者的补中益气汤中加入桔梗 30g，效果可提高一倍。临证治疗中，徐可基善于观察同类药物间的共性和个性。如同是清热解毒的蒲公英和地丁：蒲公英性味苦寒，作用长于消痈肿，用于肠痈、痈肿不散、乳痈；而地丁性味苦辛，凉血消肿，用于疔毒、恶疮、无名肿毒。在日常服药中并不是所有的药都要煎熬取汁，有的药用鲜药压榨取汁效果才好，如菌痢常用的马齿苋压榨取汁服用，效果甚佳，若经煎熬则破坏有效治疗成分而不能奏效。使用药物时，为了保证疗效与安全，需要学习药材真假的鉴别，如天麻除保留它的芦头外，真天麻还具备马尿臭的气味。日常通用的车前草叶脉是 3 根筋，人们常把叶脉五根筋的蛤蟆叶混同车前草。

徐可基临床长于治疗基层常见的头痛、黄疸、寻常疣。经验如下：

三阳经头痛：加味九味羌活汤。生黄芪、党参、羌活、防风、天麻、生地黄、粉葛、蔓荆子各 12g，白芷 15g，北细辛 3g，葱头 3 个，桂圆 5 枚。

头皮疼痛：头面浮肿，一身尽痛，憎寒发热，方用太无神术散。菖蒲 15g，藿香 15g，苍术 20g，厚朴 12g，陈皮 12g，甘草 6g，干姜 9g，大枣 9g。

前额疼痛走疱：清震汤。苍术、升麻、荷叶各 30g。

太阴痰厥头痛：朝轻暮重，潮热不渴，定时疼痛，天麻白术汤。天麻 18g，白术、法半夏、人参、黄芪各 15g，橘络、黄柏、苍术、干姜、茯苓、麦冬各 9g，泽泻 6g。

左青丸：柴胡 15g，黄芩 9g，丹皮 12g，栀子 9g，生大黄 6g，当归 15g，川芎 9g，羌活 9g，防风 12g，龙胆草 12g，生姜 9g，竹叶心 20 根。体壮实者加枳实 9g，治疗急性黄疸。

当归芦荟丸：亦用于治疗急性黄疸。当归 9g，芦荟 30g，黄连 60g，黄芩 60g，青黛 30g，广木香 15g，麝香 3g，栀子 60g，龙胆草 60g。共为细末，炼蜜为丸，早晚各服丸药 10g，开水送服。如伴见痰浊瘀阻，肝脾肿大，胁部胀痛，或刺痛、腹胀、面色黄黑，舌质暗红，苔浊，加三棱、莪术各 9g，醋炙鳖甲 15g，红花 5g，白芥子 3g。病久气虚血滞，体弱无力，胁下有痞块，脉细，舌质淡，有紫气，去泽泻、川厚朴，加党参 9g，黄芪 15g，当归 9g，丹参 15g。

寻常疣，俗称"枯筋箭""千日疮""瘊子"。常见于手指、手背和面部，患者多为儿童及青年。药用生地黄、当归、金银花、沙参各 9g，桔梗、防风、牛蒡子、荆芥穗、白芷、杭菊花各 6g，甘草 3g，生姜 3 片，水煎服，成人剂量加倍，多效。